JN149247

最期を選ぶ

命と向き合う人々、その家族の記録

山本将寛

マガジンハウス新書

025

はじめに

「〝ママ、スイスに行っていいよ〟って言ってくれてありがとう。みんな、元気でね」

これは、夫と娘2人を持ち、安楽死を遂げた女性が最後に家族に残した言葉です。取材者として現場で聞いたこの言葉は、強く、重く私にのしかかり、今もその意味を考えることがあります。

この、安楽死を選択した女性とその家族の記録『私のママが決めたこと～命と向き合った家族の記録～』（フジテレビ「ザ・ノンフィクション」2024年6月2日初回放送）が、Tverという民放公式テレビ配信サービスの見逃し配信「報道・ドキュメンタリー」ジャンルで歴代最高の再生数を記録しました。

そして4年前、私が安楽死をテーマに取材を始めた時に、スイスで最期を遂げようとする女性が私に放った忘れられない言葉があります。

「安楽死ができなかったら〝死〟を考える」

ハッとさせられました。彼女にとって、その死はまったく同質ではないのだと。

そうした約3年にわたる安楽死をテーマとする取材を初めてまとめ、制作したドキュメンタリー『最期を選ぶ～安楽死のない国で 私たちは～』（２０２３年10月７日初回放送）も各方面から注目をいただき、「２０２４年日本民間放送連盟賞」優秀賞、「第32回ＦＮＳドキュメンタリー大賞２０２４」優秀賞、国際メディアコンクール「ニューヨーク・フェスティバル２０２４」ドキュメンタリー・Human Rights（人権）部門銅賞などを受賞しています。

視聴いただいた皆さんに感謝を申し上げるとともに、取材に応じてくださった方々に、あらためて心よりお礼を申し上げます。

私は日本において現在法的に認められていない安楽死を、日本においてもできるようにしようという主張をもって番組を制作しているわけではありません。

最期を自分で選んだ人たちが、どういう状況で、どういう心境でその決断をしたのか――、実際に最期を選択したことが、ご本人および周囲の人たちにどのような影響を与えたのか――。

できるだけ多くの方々に、私が経験したこと、私が実際に目にしてきたことをシェアできれば、という思いから番組の制作にあたっています。

これだけ壮絶で、そして静かな選択を目の当たりにし、それを私の経験や記憶だけに留《とど》めておくことは、その選択をした彼らに対してあまりに失礼だとすら感じていま す。

安楽死という方法があり、安楽死を実行する人たちがいる現実がある中で、誰にでも訪れる人生の幕引きについて考え、そして「自分はどう生きたいのか」、さらには家族や友人がもしそうなったら、「自分はどう向き合うのか」……。

それを考えるきっかけとなる番組を制作し、できるだけ多くの方にそのきっかけを手にしていただくことを私は目指しています。

そういう意味で、見逃し配信再生数歴代最高という記録や賞をいただいたことは、目指すところに一歩近づく手応えを感じさせてくれるものでした。だから、とりわけ光栄に感じました。

本書の思いもまったく変わりません。

『最期を選ぶ～安楽死のない国で 私たちは～』と『私のママが決めたこと ～命と向き合った家族の記録～』の映像に収めることのできなかった出来事や会話をはじめ、特に私自身の「あの時、この時」の思いを込めました。

本書もまた、多くの方の「自分はどう生きたいのか」という大きな問いを考えるきっかけとなることを願っています。

山本将寛

最期を選ぶ◎もくじ

プロローグ――安楽死を認めている国・スイス

スイスの〝おばあちゃん〟の一言

２０２４年3月5日、京都ＡＬＳ患者嘱託《しょくたく》殺人事件と名付けられた事件の主導者とされる医師の初公判が京都地方裁判所で終了し、原告側の懲役23年、被告側の無罪の主張に対して懲役18年が言い渡されました。被告弁護人は同月18日に大阪高等裁判所に控訴し、裁判の審議は今後も引き続き行われる予定です。

事件が明らかになったのは、２０２０年7月23日夕刻のことでした。まずテレビのニュースで報じられ、画面に「嘱託殺人」という言葉があふれました。

刑法第二百二条には（自殺関与及び同意殺人）として、「人を教唆《きょうさ》し若《も》しくは幇助《ほうじょ》して自殺させ、又は人をその嘱託を受け若しくはその承諾を得て殺した者は、六月以上七年以下の懲役又は禁錮に処する」と書かれています。

主導者とされる医師に京都地裁が懲役18年という判決は、嘱託殺人とは別の殺人事件への関与も罪状に含んでいるからです。

事件が明るみに出た当時、私はフジテレビの新人ディレクターとして『直撃LIVE グッディ!』『バイキングMORE』など、情報番組の制作に携わっていました。日々のニュースに向き合っていく中で、京都ALS患者嘱託殺人事件の報道に、私は大きなショックを感じました。そして、かつて耳にした、スイス在住のある〝おばあちゃん〟の一言が私の頭の中にまざまざと蘇《よみがえ》ったのです。

私は大学時代、スイスに留学し、その一年間をひとり暮らしだった友人のおばあちゃんとともに過ごしました。安楽死というテーマに携わるようになったのは、彼女の、ある一言がきっかけです。

死刑を認めている国で、なぜ安楽死は認められないのか

私は上智大学でフランス語を学びました。そうした学生生活の一環として、2014年から翌年にかけてスイスのジュネーブ大学に留学しました。

スイスの公用語は、ドイツ語、フランス語、イタリア語、そしてスイスの土着の言

語と言ってもいいロマンシュ語の4言語。割合としては半数以上がドイツ語ですが、2割強がフランス語を使い、ジュネーブはフランス語を公用語とする地域です。

幸い、給与奨学金を受けて留学したのですが、EU（欧州連合）に加盟せず独自の経済政策を採るスイスの物価は当時も非常に高い。奨学金だけではやっていけず、国際連合でのインターンや通訳、テレビ番組の撮影コーディネートなどのアルバイトを得てしのいでいました。それが私にとって初めてのテレビの仕事との関わりでもあり、この時から番組制作に興味を持つようになりました。


留学して最初に住んだ家は大学から遠く、もう少し通学に便利な場所を探していました。大学の廊下でパソコンを開き、家探しをしていると、通りかかった現地の友人が声をかけてくれました。

「住む家を探しているんだ」と私が答えると、その友人が「うちのおばあちゃんの家に来る？」と言うのです。「ひとり暮らしで、部屋が空いている」とのことでした。

その日のうちに友人のおばあちゃんの家に伺い、晩ご飯をごちそうになりました。80歳を少し過ぎた方で、マダム・メッドと私は呼んでいました。

マダム・メッドはとにかく興味の幅が広く、その日も質問攻めに合いましたが、とてもロジカルに話す彼女の話はとてもおもしろく、時間はあっという間に過ぎました。「すぐにでも、うちに住んでいいわよ」——そんな言葉を聞いて、私に断る理由は何一つなく、二つ返事で彼女の家での生活を決めました。

翌週には引っ越し、寝室が3つもある広いワンフロアのアパートメントの一室を借りました。部屋には大きな机が置いてあり、座れば、広い窓ガラス越しにレマン湖が広がっていました。

料理が大好きで、話好きなマダム・メッド。晩ご飯は必ずお手製で用意してくれました。

食事が済むと、マダム・メッドは紅茶を、私はエスプレッソを飲むのですが、これを作るのは私の役目でした。皿洗いは共同作業です。あとかたづけが済むと、再びテーブルに戻ります。

夜9時にテレビニュースが始まるのをきっかけに「おやすみなさい」ということになるのですが、食事を始める夕方6時頃からの3時間ほどをマダム・メッドとの会話で過ごすのが私の日課でした。知識欲が旺盛な人で、私が日本のことを話すのを熱心に聞いてくれました。

毎日のことですし、本当にたわいのない会話の繰り返しでしたが、ある日、マダム・メッドが私にこう尋ねたのです。

「日本は死刑を認めているのに、なぜ安楽死は認めていないの?」

当時20歳そこそこだった私にとって、考えたことも耳にしたこともない質問でした。

私は「どうしてでしょうね」といった曖昧な受け答えをしただけでした。

マダム・メッドも、「自分の命なんだから、最期ぐらいは自分で選ぶ権利があって当然じゃない?」という考えを話してくれただけで、その時には議論にはならずに終わりました。

しかし、それ以来、「どうしてなんだろう?」という疑問が私の頭から離れずにいたのは確かです。だからこそ、京都ALS患者嘱託殺人事件の報道を目にした時、マダム・メッドの一言がまざまざと頭の中に蘇ったのだと思います。

私は京都ALS患者嘱託殺人事件について調べ始めました。事件の第一報で、被害者に当たる林優里《ゆり》さんは「生前、スイスに行きたがっていた」ということが伝えられていました。
この時、安楽死に関するドキュメンタリーの企画が社内で通っていたわけではありませんでしたが、彼女がなぜスイスに行きたがったのか、その真意を知りたいと思い、私は徐《おもむろ》に林優里さんのSNSを調べました。林さんが亡くなったのは事件が明るみに出る9か月ほど前の2019年11月30日のことですが、ツイッター（現・X）に、林優里さんのアカウントとツイートがそのまま、11月29日付の投稿を最後にして残されていたのです。

スイスに心を向ける日本人

林優里さんの投稿は、検索をかければ誰でもすぐに参照することができる状態でした。私が目を奪われたのは、スイスに関する次のような投稿です。

2019年1月4日
あかんあかん！　体弱ったらスイス行けへんで！　それにそんなじゃま臭いもんちゃうで。慎重になりすぎてはるのと違うやろか？

2019年1月4日
私も出来事が必要だと思いました。

でも日本では海外のように安楽死の権利を求める形では裁判が起こせないと知りました。

ならば自分がスイスで自殺幇助を受ける道のりを記録に残し公表することで事が進まないかと思ったのですがこんな体なもので付添い人の問題があります。

罪に問われない付添い人が必要。

2019年1月27日
残念ながらそうでしょうね。
スイスに行くにも付添い人が幇助罪に問われるのでどうにか抜け道を探さないといけません。

私は留学のためにスイスを訪れ、いい国だと思いました。しかし、林優里さんの投稿を見て、こんなにも違う理由、違う思いでスイスに行きたいと考える人たちがいるのだ、ということにあらためて気づかされました。
　林優里さんの次の投稿も、スイスに関連しています。

２０１９年10月18日
前にディグニタスに問い合わせた時はボタンを押せればいいと言われました。
曲げられた脚を伸ばすことだけはできるのでなんとかなるかな、と。
●●●●さんはライフサークルですよね。

　投稿に出てくる「ディグニタス」「ライフサークル」は、ともにスイスの自殺幇助団体の名称です。スイスでは、医師が自ら致死薬を注射などで投与する方法による安楽死は非合法ですが、医師が処方した薬物を手渡すなどの方法で行われる自殺幇助は１９４２年に合法化されています。
　合法の根拠は、スイスの刑法１１５条「利己的な理由により、人の自殺の教唆あるいは幇助を行った者は、自殺が実行された場合、５年以下の懲役に処する」にあります。つまり、「利己的な理由ではない限り自殺幇助は認められる」ということです。

そして、この点についてスイスの司法に問われることはないと考えられる条件を持つ人に対して、必要書類の準備指示や幇助する医師の紹介、場所の提供など自殺幇助による安楽死の環境を整える活動を行っているのが「ディグニタス」や「ライフサークル」といった団体です。

スイスの自殺幇助団体は他に、最も歴史の長い1982年創設の「エグジット」や「エグジット A.D.M.D.（Association pour le Droit de Mourir dans la Dignité）」、「ペガソス」といった団体がありますが、いずれも基本的には非営利の団体です。「ペガソス」など会員制を採っていない団体もありますが、希望者は団体にまず会員登録をして、安楽死の権利を得るためのアドバイスを受けます。この時点で発生する入会金、および年会費が団体運営費に充てられています。

会員には誰でもなれますが、会員になったとしても安楽死の権利が手に入るわけではありません。ですが、一般的に会員は「最終的には、安楽死という選択肢を持っておきたい」という人たちです。

「エグジット」や「エグジット A.D.M.D.」はスイス在住者以外の入会を認めていませんが、「ディグニタス」や「ライフサークル」は外国人、つまり日本人の、日本に在住したままでの入会を認めています。

私は「ライフサークル」にメールで問い合わせることから始めました。2021年1月のことです。「ディグニタス」にも問い合わせのメールを送っていましたが、一言で言えば、「取材は難しい」という内容の丁寧な英語の長文が返信されてきていました。

「ライフサークル」は当時会員数1500人程度の小規模な団体で、海外メディアに対して比較的オープンに情報を提供していました。

「日本人の会員はいるのか。いるのであれば、彼らに話を伺うことはできないか」という私の問い合わせに対して、「日本人会員にメールを回すから、用件を日本語と英語で書いて送るように」という返信がありました。

この時、「ライフサークル」には60人ほどの日本人会員がいる、ということを知りました。

「ほんの少しで結構ですので、お話をしてくださる方はご連絡ください」という私の願いに対して、カメラでの取材には応じられないという内容のものも含め、6人の方が返信してくれました。

そのうちのひとりで、「ライフサークル」に問い合わせてからわずか1か月後の2021年2月、面会するのを約束してくれたのが矢島さん（仮名）でした。

私は、安楽死を望む方と初めて会い、実際のお話を初めて直接、耳にしました。

「最期を選ぶ」人々の現実に触れ、スイスの〝おばあちゃん〟の疑問に正面から向き合い続ける生活はこうして始まりました。

第1部

スイス行きを求める人々

第1章

究極の〝安心〟を手に入れたい
——矢島さん

パートナーだけに伝えた自分の意志

「苦しさで夜も眠れない」「安楽死の権利を望んでいる」——そんな情報だけを預かり、2021年2月、東北地方のある主要都市駅で待ち合わせをしてお会いした矢島さん。カメラなしで、駅のフードコートで2時間ほどお話を聞きました。ですが一見、大病を患っているような様子はなく、「なぜこの人が安楽死を?」と、正直、にわかには信じられない思いでした。

矢島さんは、私が初めてお会いする安楽死を望んでいる方でした。スイスの自殺幇助団体・ライフサークルを通じて取材のお願いに応えてくれたのですが、矢島さんがなぜライフサークルの会員になっているのか……。その目的の第一は「安楽死の権利」を手に入れるためでした。

様々な手続きを経て、自殺幇助団体が認定した人にのみ権利が付与され、その権利をもって団体に幇助の実行を依頼することになります。「安楽死の権利とは何か」「どのようにその権利を手に入れるのか」など、私に教えてくれたのも矢島さんでした。

その日も、フードコートにありったけの資料を持ってきてくれ、テーブルのスペースが許す限りいっぱいに広げて説明してくれました。

矢島さんは、「自分の意志を家族に伝えるべきか、伝えずにいるべきか」をずっと悩み続けていました。

矢島さんの意志を知っているのは、6歳ほど年下のパートナー・ジェシカさんだけでした。オランダ人のジェシカさんは、矢島さんと2010年頃からお互いの将来を約束し合う関係ですが、現在はオランダに在住しています。


オランダは2002年4月1日に施行された法律によって、安楽死が合法化されている国です。

《医師が、①患者の要請が自発的かつ十分に考慮されたものであることを確信し、②患者の苦痛が耐えがたく解放される見込みのないものであると確信し、③患者に対してその状態及び見込みについて説明し、④患者の状態への合理的な代替策が他に存在しないという結論に患者と一緒に達しており、⑤別の独立した医師に相談を行い、当該独立した医師が患者を診察し上記の4点についての医師の評価に合意しており、⑥安楽死を慎重な方法で実行した場合、処罰されない》

（参考論文「国際大会シンポジウムの概要／オランダにおける医師と終末期」ユトレヒト大学J.J.M.ファン・デルデン・著、小沼有理子・訳、2015年）

オランダ人であるジェシカさんにも安楽死で最期を迎えた親族がいて、そうした話をきっかけに矢島さんは安楽死の検討を始めたということです。

ただし、ジェシカさんは矢島さんの意志については、いわば保留の立場を取り続けていました。「スイスについていくことだけは約束する。でも、それ以上のことは自分で決めてほしい」という姿勢。

それぞれが日本の地、オランダの地にいて会話を交わしている最中、矢島さんが安楽死について話し始めるとジェシカさんがすぐに電話を切ってしまう日々が続いていました。安楽死の話を矢島さんの口から聞きたくないというのが、ジェシカさんの思いだったのです。

矢島さんの現状を一通り聞き、駅のフードコートでそのまま別れると、去り際に「これから病院に母親を迎えに行く」と言っていました。

矢島さんは、父親と母親との3人暮らしです。ご両親とも健在ですが、「自分が逝ってしまった後には誰が面倒を見るのか、そこは真剣に考えなければいけない」と、気持ちの整理はまだついていないように見えました。

安楽死を望む時、人は家族とどう向き合うのか？　パートナーとの関係は？　彼らにどう説明をし、自分もまたどう納得していくのだろう……。東京に戻る列車の中で、そんな疑問が私の頭の中でぐるぐると回り続けていました。

スイス宛の文書「リビング・ウィル」

初めてお会いした駅のフードコートでは、矢島さんが抱えている病気についても詳しく伺いました。診断されている病名はＣＯＰＤ（Chronic Obstructive Pulmonary Disease）、慢性閉塞性肺疾患です。２０１５年、34歳の時に診断されました。

ＣＯＰＤという病気は私も耳にしたことはありました。日本呼吸器学会によれば、「従来、慢性気管支炎や肺気腫と呼ばれてきた病気の総称」であり、「タバコ煙を主とする有害物質を長期に吸入曝露《ばくろ》することで生じた肺の炎症性疾患であり、喫煙習慣を背景に中高年に発症する生活習慣病といえる」と説明されています。

ただし、矢島さんに喫煙の習慣はありません。父親が機械部品工場を経営していて、幼少の頃から吸い続けていたその工場の油煙が原因ではないかと矢島さん自身は考えています。

ＣＯＰＤは日本呼吸器学会の試算によると40歳以上の人口の８・６％、約５３０万人の患者が存在する病気です。矢島さんが通う病院でも、それほどの重度疾患ではない、と言われ続けてきたそうです。

しかし、矢島さん自身の身に起きている苦しみ、その辛さには周囲の判断以上、想像以上のものがあるようです。痰《たん》と咳《せき》が止まらない日々が続き、苦しくて眠れない夜のほうが多いと言います。

矢島さんはパルスオキシメーターを肌身離さず持ち歩いて頻繁に自分のSpO_2（機能的酸素飽和度）を測定していますが、それは常に窒息の恐怖に怯えているからです。そして、「この恐怖が医者にはわかってもらえない」と。

私はカメラを回す許可を得て、２０２１年２月23日に、再び矢島さんにお会いしました。

その日は、スイスの自殺幇助団体・ライフサークルに対して、なぜ安楽死したいのか、どのような最期を選択したいのか、それを説明する「リビング・ウィル（living will）」と呼ばれる文書を書いて提出する日なのだ、と矢島さんから伝えられていました。

「闘病を重ねているが症状は悪化し、苦しくなるばかりで逃げ道がないのが本当に辛い。すぐに行使するわけではないが、選択肢として安楽死の権利を持っておきたい。そして、その時には苦しみなく死にたい」

そのような趣旨の文章を淡々と英語で綴《つづ》り、自筆で書いた手紙の証人の欄にはジェシカさんの名前が記入されていました。矢島さんはジェシカさんとの関係を、「ソウルメイト」と表現していました。

「ほぼ、ワイフみたいな感じです。同居していないんで、ソウルメイトっていう言葉を使っているんですけど」

スイス行きの手紙を投函し、「よろしく」と言いながらポストをぽんぽんと2度叩く矢島さんを見て、私はライフサークル宛の手紙にかける思いがどれだけ大きいものか、垣間《かいま》見たような気がしました。

矢島さんは安楽死という選択肢に頼って今を生きているのだ、そう思わされた瞬間でもあり、その権利を手に入れることが1つの生きがいにさえなっているように見えました。

矢島さんがポストに投函したリビング・ウィルは、安楽死の権利を正式に手に入れるための、まず初めの、そしてたいへん重要な第一歩でした。ただし、リビング・ウィルを書くにあたって、また書き終わった時にも、矢島さんはまだ両親に自分の意志を伝えていませんでした。

両親にはいつ伝えるのか、矢島さんは悩み続けていたのです。


安楽死に向かって進んでいるように見える一方、矢島さんは「できることなら少しでも長く生きたい」と言い、肺を鍛えるべく、その日も山にウォーキングをしに出かけました。身体を鍛えるためだけではなく、喧騒《けんそう》から逃れ、ひとりで山を歩いている時間は無心になれ、自分と向き合う大切な時間だと言います。

山頂に着くと、そこには小さな神社が。息を切らしながら拝殿へと続く階段を一歩一歩上り、おもむろに何かを祈っていた矢島さん。「すべてうまくいきますように」――そう願ったのだと、山を降りながら教えてくれました。

その言葉には2つの意味があったと言います。1つは、「健康を取り戻して、以前のような暮らしをできるようになること」。もう1つは、「安楽死の権利を手に入れ、いざというときに苦しみなく最期を迎えられること」。

もちろん、矢島さんの病気がどうなるかということも、ライフサークルからどのような返答があるかということも、私にはまったく想像もつかないことでした。長くなるだろう取材をあらためて矢島さんにお願いをして、私は東京へ戻りました。

あなたの選択を受け入れることはできない

取材をしていた当時、矢島さんは父親の経営する機械部品工場を休職していました。そこで働くことはCOPDの闘病の妨げになるという判断からです。

日頃の生活はある程度の蓄えと利殖で賄えていると聞きましたが、「働きたいんです」という矢島さんの眼差《まなざ》しに偽りはまったくないように見えました。「働いてないと自分がどんどん堕落してしまっているのがわかる。規律を持って日々を過ごしたい、だから働きたい。けれども油煙のある工場には行けない」……矢島さんはそう言うのです。

闘病生活など想像もしていなかった20代の青春時代に、矢島さんはジェシカさんと出会いました。大の海外旅行好きだった矢島さんがオランダを訪れた時のことです。インターネットのグローバルサイトの掲示板で、「案内していただける人を探しています。こちらは日本人です」と書き込んだ矢島さんの投稿に応えてくれたのがジェシカさんでした。矢島さんが24歳、ジェシカさんは18歳でした。ジェシカさんは、オランダの実家に矢島さんを迎えてくれました。

ふたりは意気投合し、以降、ジェシカさんも矢島さんを訪ねて日本に訪れるようになりました。ジェシカさんには1年間の日本での大学留学経験があり、夏の休暇を利用した日本語学校への語学留学の経験も数回あります。いつしかお互いに惹《ひ》かれ合うようになり、知り合ってから3年ほどが経《た》った頃、交際をスタート。フィアンセとしてお互いの家族にも紹介し合いました。

矢島さんの体調に異変が起こり始めたのは、入籍はしないまま東京でのふたりの生活が始まって数年後のことでした。非常に呼吸が辛くなり、2015年にCOPDと診断され、矢島さんが一旦治療に集中したいと決心をかためた時期とジェシカさんのビザ更新のための帰国の時期が重なりました。

「帰国している間に頑張って病気を治す。回復したその時に再スタートしよう」ということでふたりは一度、婚約を解消しました。それは、病気で苦しむ姿を見られたくない、迷惑をかけたくないという矢島さんの希望でもありました。それが2020年のことです。

以来、矢島さんとジェシカさんは会っていません。

SNSがふたりの情報交換と会話の場です。「こんな形でやりとりしています」と見せてくれた画面にはジェシカさんからの「I love you」の文字が。お互いのメッセージを見る限り、ふたりの愛が冷めていたようには見えませんでした。

矢島さんがスイスの自殺幇助団体・ライフサークルに会員登録するのは、ジェシカさんが帰国したその年のうちのことだったようです。

ジェシカさんは、「それには賛同できない」と矢島さんにはっきりと伝えたそうです。「本当にその時が来て、同伴者としてスイスについていくことは拒まない。でも基本的に、あなたの選択を受け入れることはできない」――そのジェシカさんの思いは一貫していました。

連絡が取れなくなった1年間

ジェシカさんに「安楽死に関する話を持ち出すと、すぐに一方的に電話を切られてしまう」というのは、数回の取材を重ねる中でやっと矢島さんが打ち明けてくれたことでした。ドキュメンタリー制作者・取材者として、ジェシカさんにも話を伺いたいという思いはもちろんありましたが、安楽死という話題の中に彼女を巻き込みたくないという矢島さんの意志がはっきりと伝わってきたため、私から彼女へのアプローチは控えました。

2021年の3月と4月に矢島さんの自宅で取材をしている中、そのやりとりを耳にしていて、ジェシカさんは「彼はできることをやり尽くしていないのではないか」と考えているような気がしました。

そして2021年の夏、矢島さんと連絡が取れなくなりました。電話に出てくれることもなく、ショートメッセージの返事も来ない、という状況がその後1年以上続くことになります。

のちにわかったことですが、その時期、矢島さんは体調をかなり崩していたのです。1日に1時間も眠れない日が続いたといいます。

そのために手続きを急いだこともあるのでしょう。2021年の12月、矢島さんは、「グリーンライト」と呼ばれる、スイスでの自殺幇助の許可を取得していました。「安楽死の権利を手に入れた」ということです。スイスへ行くかどうか、たいへん悩んだそうです。その一方、安楽死の権利を手に入れたことで「いつでも死ねる」という一種の安堵《あんど》を手に入れ、もう一度闘病してみようという思いになれたのだと言います。

矢島さんは少しずつ、再度、闘病に力を入れ始めました。連絡が取れなくなって1年以上が過ぎた2022年の10月、矢島さんから私にあらためて連絡があったのは、気持ちも少しずつ変わってきたひとつの証しだと思います。

年が明けた2023年の1月。東京に買い物をしにくるということで、東京駅で待ち合わせをし、久しぶりの再会。グリーンライトを入手するまでの経緯を丁寧に説明してくれる矢島さんの表情は、どこか晴れやかでした。

日本でスイスのグリーンライト（安楽死の権利）を手に入れることは決して簡単なことではありません。とりわけ困難なのが、メディカルレポート（medical report、診断書）の提出です。

提出にあたっては、医師に英語でメディカルレポートを書いてもらわなければなりません。日本国内の医師に依頼する場合、英語で診断書を書く理由を必ず問われます。「自殺幇助団体からグリーンライトを得るため」と事実を答えることは、日本の医師の医療法遵守ないし医療倫理遵守の立場を考えればできないことです。そして、英語で書く理由を正当に説明できない限り、英語による診断書については書いてもらえないケースがほとんどだそうです。

難病を抱える患者の多くにとって、主治医は心の拠《よ》り所でもあります。その主治医との関係に亀裂が入ることを恐れるのは当然でしょう。

セカンドオピニオンのための診断書だと言えば、主治医を信用していないと思われるのではないか？　あるいは、嘘の理由で英語の診断書を求め、その嘘がバレてしまったら？　〝頼みの綱〟である彼らに見捨てられてしまったらどうしよう……。

そんな思いから、英語の診断書をお願いすること自体、とても勇気のいることだと言います。

2022年は新型コロナウイルス禍の最中でした。そうした状況も手伝い、矢島さんの場合は、海外の医師にオンライン診断を依頼。その結果、英語の診断書を発行してもらうことができ、その他に必要な書類を揃《そろ》えてライフサークルに申請したのです。グリーンライトは申請して数週間で下りたとのことでした。ただし、矢島さんはスイスに行かず、その権利を使わずにいました。

そして久しぶりにお会いした時、矢島さんはなぜか私に対して「山本さん、ごめんなさい」という言葉を口にしたのです。

「ごめんなさい」の意味

「安楽死の権利を手に入れてから、自分の中で、体調もだんだん回復してきているように思う」と矢島さん。「だから、今は安楽死を急ぐつもりはない」というのです。

「おかしな話なんですが、安楽死の権利を手に入れてから気持ちがとても楽になったんです。いつでも死ねるんだという、お守りみたいなものがあるというかんじで」

「山本さんは安楽死というものを取材しているのだから、安楽死を望んでいる人でなければ取材対象として意味がないでしょう」というのが矢島さんの「ごめんなさい」の意味でした。とんでもないことだ、と私は思いました。「むしろ、それはものすごく良いことです」と私は答えました。

連絡が取れなくなった当初は本当に体調を崩していて物理的にも連絡が取れなかったらしいのですが、その後、体調が少しずつ戻る中でも連絡に応えずにいたことを、うしろめたく感じていたことがわかりました。

私は、しっかりと説明をしなければならないと思いました。「私は安楽死を撮りたいわけではない。誰かに安楽死してほしいわけではない。安楽死という選択に向き合う人のリアルをできる限り多くの人に知ってもらいたいだけだ」と矢島さんに伝えました。

矢島さんはわかってくれたようでした。矢島さんと私との間に生まれていたわだかまりは、その会話を機に消えたように思います。

「今は安楽死を急ぐつもりはない」という矢島さんの気持ちの変化は、まだジェシカさんにも「伝えていない」とのことでした。私は「ジェシカさんに伝えるその時が来たら、可能であればぜひ撮影をさせていただきたい」と申し出ました。

そして、ジェシカさんからの電話が数か月ぶりに鳴ったのは、2023年の春のことでした。

ソウルメイトからの数か月ぶりの電話

矢島さんのジェシカさんに対する態度は、少ない回数ではありますが、私がそれまでに接して知っていた態度とは少し違っているように見えました。

カメラを構えている私にも、矢島さんが緊張しているのがひしひしと伝わりました。安楽死に関する話をしたらまた切られるかもしれないという恐怖感のようなものもあったでしょうし、大事な人に自分の大きな決断を話そうとしている、というぎりぎりの心理状態もあったと思います。

「今日はちゃんと話す」と言いながらも、矢島さんはなかなか本題を切り出せずにいました。話さなければならないことがわかっていながら話し出せずにその場を柔らかくしようとする、そんな雑談がしばらく続きました。

通話が始まってから10分ほど経つと、会話のラリーは終わりを迎え、ちょっとした沈黙がふたりの間に生まれました。

「ジェシカ、聞いてくれ」、そのぎこちない沈黙を破ったのは矢島さんのこの言葉でした。「またその話か……」というようなため息にも似たジェシカさんの呼吸が矢島さんの携帯端末から聞こえました。

「実は安楽死の権利を手に入れた。でも、切らないで聞いてほしい」

矢島さんはついに、最もジェシカさんに伝えたかったことを口にしました。

そのあとの矢島さんとジェシカさんとの会話は、『最期を選ぶ～安楽死のない国で私たちは～』で放送した通りです。文字にして掲載しておきたいと思います。

「安楽死（の選択肢）のおかげで、恐れずに人生に対して積極的になれるんだ」

「でも同時に安楽死は私や周りの人を悲しませるわ。周りの気持ちも考えなきゃ。わかるでしょ？」

「君の言う通りだね。でも、気持ちが変わったんだ。病気と戦うよ。新療法を試すことにしたんだ。両親への敬意があるから、残しては行けない。両親より長生きしなきゃ。それにジェシカ、君の存在もだよ。とても感謝してるよ。いつも、僕を支えてくれて、ありがとう」

「前のように、元気になってほしいの。そしたら、また会いたいわ」

「僕も会いたいよ。大好きだよ、ジェシカ」

「私もよ。今日は、あなたのいい知らせが聞けて良かったわ」

矢島さんは後日、「スイスではなく、早くオランダに行きたい」と話してくれました。矢島さんは現在、手術の可能性を視野に入れて闘病の日々を送っています。

第2章

幸せだった思い出の中へ
——良子さん

幅広い価値観の中で

矢島さんの他にもうひとり、ライフサークルを通じてお知らせした私の取材依頼に応えてくれた人がいました。東京に住む良子さんです。

良子さんからは2021年の2月20日、初めてのメールを匿名でいただきました。取材依頼のメールに、私は学生時代にスイスで体験したことを書き加えていました。良子さんは「スイスのことを知っている人なら」とコンタクトしてくれる気持ちになったようです。

良子さんは仕事を含めて、海外での経験が豊富な方でした。「日本国内だけの価値観で物事を分析したり、判断することには問題がある」というのが持論で、「幅広い価値観で考えることのできる環境で育つか、あるいは、少なくともそうした環境の経験が長い人でなければわかり合えない」と考えていたようです。

最初のメールには、「あなたはスイスにいたことがあるようなので、安楽死についてもお互いにわかり合えるところで話ができるかもしれない」と書かれていました。

良子さんからのメールには、取材を受ける1つの条件が書かれていました。すでに世に知られていた、京都ALS患者嘱託殺人事件についてです。「事件に関係した医師を救おうという目的があるのならば協力はできない」と、はっきり書かれていました。同時に、「難病から解放されて、人生を悔いのないものにしたいと思っている人たちの力になれるのであれば喜んで協力する」と。

私は「まずはメールで情報交換させてください」というところから始めました。メールのやりとりの中で、現在は離婚を経てひとり暮らしであること、両親をここ数年の間に亡くされていること、兄がいるが疎遠であること、そして、良子さんはパーキンソン病に罹患していることを知りました。

パーキンソン病は指定難病です。難病医学研究財団(公益財団法人)が運営する難病情報センターのウェブサイトでは、「黒質のドパミン神経細胞の障害によって発症する神経変性疾患」と説明され、「静止時振戦」「筋強剛(筋固縮)」「運動緩慢・無動」が3大症状であり、「姿勢保持障害」「同時に2つの動作をする能力の低下」「自由にリズムを作る能力の低下」を招く、と解説されています。原因は明らかにされていません。

良子さんのメールには「自分は悔いなく生きた」「治らないことはわかっているか

ら辛い闘病を早く終わりにしたい。安楽死の権利が手に入ったらすぐにでもスイスに行きたい」ということも書かれていました。

私が会って話を聞かせていただくことをお願いすると、良子さんは快諾してくれました。

スイスは思い出にあふれている国

２０２１年の３月３日に、都内のあるコーヒーショップで良子さんに会うことになりました。約束の時間は午前10時30分でしたが、その数分前には、「２階にいます」というメールが着信していました。

良子さんの顔はわかりません。私は、約束のコーヒーショップの１階でアイスコーヒーを買って階段を上り、確認の電話を入れました。

しかし、電話をする前から、私には「この方だな」と見当のつく人がいました。明らかに自然ではない様子で手を震わせている女性がひとり、テーブルに座っていたのです。その震えの大きさから、周りのお客さんも気に留めているようでした。

電話に出たのは、手を震わせていた、その女性でした。

良子さんには、話したいことがたくさんあったようです。スイスでの滞在経験もある良子さんは、その時の思い出の写真をたくさん持参してくれていました。山々に囲まれた大自然の中で笑顔いっぱいに写る姿やレマン湖をバックにしたジュネーブでの写真など、そこに写っていた発病前の良子さんは希望にあふれた人生を謳歌《おうか》する元気なひとりの女性でした。

「旅行が大好きだったの」と良子さんは思い出に浸りながら笑顔で教えてくれました。スイスにもフランスにも友人がいる、特にスイスは幸せな思い出にあふれている国だ、と話し、今はもう友人と呼べるほど仲の良い人の数は本当に限られてしまっている、と言います。

体調を崩して人付き合いができなくなり、疎遠になるばかりということでした。そして、「人生でやれることは十分やったから、早くスイスへ行って痛みから解放されたい」と笑顔にも似た表情で淡々と話すのです。

良子さんは当時、週に3回、事務のパートに就いていました。しかし、体調はそれも許さない状況になってきているようでした。私は、自宅での取材と撮影をお願いし、良子さんと別れました。

大好きなヨーロッパ

コーヒーショップで面会した10日後の3月4日、夕方間近の午後3時に、良子さんと駅で待ち合わせました。良子さんの自宅は駅から歩いて15分ほどの場所にありました。住宅街の中の一軒家でした。

目の前に大きなグラウンドがあり、サッカーに励む高校生の声が届いていました。良子さんは、学生時代にはバレーボール、社会人になってからはテニスやサーフィン、合気道や居合道にまで挑戦するとてもアクティブな人でした。「高校生たちの声が気になる。今日も元気でサッカーをやっているかなといつも思う」――そう言う良子さんのしみじみとした様子がとても印象的でした。

1階が駐車場になっている3階建ての自宅でした。2階の玄関口へとつながる階段の前には、人の背丈ほどの高さの大きな植木鉢が、まるで見張り番のように置いてありました。その植木鉢を横にずらすと、郵便受けを確認し、こぢんまりとした部屋に案内してくれました。

リビングの窓が、夕日の光で輝いていました。その窓からは、サッカーをする高校生たちの声が漏れ聞こえてきていました。

「何がいいです？」と冷蔵庫から出してくれたのは炭酸飲料のC.C.レモンのペットボトル。コップに注ぐ右手も、キャップを持つ左手も震えていました。「先週あたりから右手の震えがひどい、本当に進行している」と。

良子さんの病気は生活そのものに支障が出る病気なのだ、とその時に実感しました。「薬を朝は3錠、昼と夜に1錠半ずつ飲み、夜は貼り薬も処方しなければならない。薬漬けの毎日です」と良子さんは不満混じりに教えてくれました。

話を伺っていて、パーキンソン病に罹患していない人にはとても想像しがたい日々があることを知りました。「言葉では正確に表現できないのだけれど」と良子さんは前置きして、「車酔いや船酔いの何十倍も不快な感じ、脳がひっぱられるような不快な痛みがずっと続く」と言うのです。

階段を踏み外すこともあるのは、足の筋肉が急速に衰えているからです。「本当に生活するのがきつくなっている」と。

ただ、その一方で、確かに腕の震えなどは目につきますが、相対してくれる態度や話しぶりから、元気な方だという印象を私は受けました。「料理が好きで小学校1年生のときから台所に立っている」と語る良子さんに、「今日の昼は何を食べたのですか」と聞くと、「ステーキを作った」との答え。それも、細身の外見に似合わず、「300グラムを焼いて食べた」と言うのだから驚きました。アクティブで元気な方だった、ということはそういうところからも伝わってきました。

良子さんは、コーヒーショップで話してくれたスイスやフランスへの思い入れをあらためて話してくれました。マッチドットコムという、世界最大級とされている国際的なマッチングアプリを通じてフランス人と付き合っていたことがある、といった話も聞かせてくれました。

恋愛は良子さんの人生にとって、たいへん大きな要素のひとつのようでした。「スイスの思い出の箱がある」と言って見せてくれたのは、ブリキ製の、手のひらほどの大きさの缶。

蓋を開けると、エーデルワイスのオルゴールが流れるのですが、缶の中は空っぽです。「どんな思い出があるのですか？」と尋ねると、良子さんは「幸せだった思い出」とだけ答えました。なお尋ねても、良子さんは「内緒」と照れくさそうに答えるだけでした。

伺っていると、すぐにスイスやフランスの話になります。ドライブも好きで、最後に運転したのはフランス、プジョーという車だった、といった具合に海外での昔話をたくさんしてくれました。

思い詰めている様子は、私には感じられませんでした。

良子さんのノート

「そもそも法制度の問題があり、日本で安楽死を実現するのは難しいと思っている」「やはり、スイスに行かなければいけない」というのが良子さんの結論でした。

それには、身体が相応に動けるうちにスイスに行く必要があります。それが良子さんの課題であり、焦りの理由でした。日を追うごとに自分の手足が思うように動かなくなってきていることの不安が、「早くスイスに行きたい」という言葉の真意でした。

今の楽しみは猫の動画を見ることという話から始まり、「面白くて可愛い動画があるから見せてあげる」と。端末があるのは3階の部屋で、案内されるとその部屋の壁には、海外の絵画や写真がたくさん飾ってありました。

本棚には語学の書籍、それもフランス語、英語、イタリア語、中国語、スペイン語とおよそ世界各国の語学の習得本がずらりと並んでいました。外国語と海外旅行を本当に愛している方なのだ、と思いました。

動画を見るための端末が、部屋にたった1つだけある小さなデスクの上に置いてありました。その脇に、外国語の辞書数冊に並んでノートが1冊ありました。良子さんは徐《おもむ》ろに、「そのノートを見てください」と言いました。おそらくはこのノートを見せてくれるために、3階のこの部屋に私を案内したのです。

「何ですか?」と私が尋ねると、「生きている間にやるべきことをノートにしていたんです」と良子さん。ノートは隅から隅まで文字で埋め尽くされていました。

誰に何を伝えなければいけないなどを覚え書きした、いわゆる終活ノートです。その中に、スイスに行く準備、と項目付けのされたページがかなりの分量でありました。

渡航・滞在の費用、安楽死の実現にかかる費用などの明細がびっしりとノートにされていました。ライフサークルのウェブサイトに公開されている詳細情報も逐一印刷され、しかも細かく翻訳が書き込まれ、ファイリングされていました。

私は驚き、衝撃を受けました。自分の死というものをこれだけ周到に準備している人がいるという事実を目の前にするのは初めてだったからです。

ただし、準備に準備を重ねても、やはり日本人がスイスでの安楽死の権利を手に入れるのは難しい。英語によるメディカルレポートの提出がネックでした。

良子さんには主治医がいます。メディカルレポートは、基本的には主治医に発行してもらうのですが、当然、英語で作成してもらう理由を正直に述べるわけにはいきません。かといって、英語のメディカルレポートを作成してくれる医師が現れたとしても、その医師に診断を受けることは主治医の他にセカンドオピニオンを取るということになり、日本の習慣として、それはまだまだ角の立つ行為となる可能性があるのです。

しかも、良子さんが罹患しているパーキンソン病をはじめとする難病を抱えた人たちにとって、主治医というのは、数少ない専門医。そうした医師に背を向けられることは、難病患者にとって、この上のない恐怖です。

良子さんに残された唯一の、そして最難関の課題と苦労は、英語のメディカルレポートをどうするかということでした。

幸せだった思い出と闘病の絶望

取材を終えてお礼を述べるたび、良子さんは必ず「他に何か聞きたいことはないですか?」と言ってくれました。ありがたいと思うと同時に、良子さんにはまだまだ何か訴えたいことがあるのだな、良子さんは誰かに何かを訴えたいと常に考えている方なのだな、ということを感じました。

2021年の5月に、再び良子さんの自宅を訪ねました。買い物の様子など良子さんの日常を取材する予定でしたが、体調が優れないということで、自宅で話を聞くことに。

良子さんはラジカセを取り出してきて、気に入っている曲を聴かせてくれました。流れてくるのは洋楽ばかりで、特にシャンソンに好きな曲が多いようでした。部屋のいたるところに飾られている絵画や写真、秘密を打ち明けるように見せてくれたエーデルワイスのオルゴールの缶。良子さんは本当にヨーロッパが好きで、ヨーロッパで過ごした時間の思い出の中に今は暮らしているように見えました。

それ以来、SNSでのメッセージのやりとりだけが半年以上続きました。

年が明けて２０２２年の2月に会った時には、体調がかなり悪化しており、「いよいよ事務のパートからも離れ、生活資金については行政の保護制度の利用も考えなければならない」という話も出てきていました。

その日は、2か月に1度の定期検診の日でした。電車で都内の病院へ向かう良子さんに同行し、私は病院の外で待ちました。1時間後に出てきた良子さんの顔には怒りがありました。「薬なんかやめて早くスイスへ行きたい」――開口一番、良子さんから漏《も》れた言葉です。

「副作用が耐えられないから違う薬を処方してくれるように頼んでも、この薬をちゃんと飲むように言われるだけだ。自分にはもうどうすることもできない。ここまで私はモルモットかって感じ」とまで言う良子さんの表情を見て、闘病の中、彼女がすべてを投げ出したくなるほどの絶望を感じるその瞬間を垣間見た気がしました。

病院の最寄駅の前で良子さんと別れ、以降、5か月ほど、顔を合わせることのない時間が過ぎました。SNSでのやりとりは続いていたものの、買い物の様子も普段の生活の様子も撮影できないままでいました。

そして、同年の7月、良子さんから、SNSのメッセージではなく、電話が直接かかってきました。メディカルレポートが取れたという報告でした。

既読がつかないSNSメッセージ

2022年7月8日、私は空港でスイス行きの便を待っていました。学生時代から仲のいいスイス人の友人の結婚式に出席するためでした。

良子さんから電話をもらったのは、偶然にもその時のことでした。予期せぬ電話に、私は有り合わせの機材でなんとか音声を収録しました。

良子さんとの会話は次の通りです。

「あの、病院でメディカルレポートが取れたんですよ。どうかなって様子を見てたんだけど。ちゃんと私がセカンドオピニオンするっていうことをのんでくれて」

「その話も、今度またさせてください、ぜひ」

「できる限り、ですね……。可能な限り、はい……」

電話の声はとてもうれしそうでした。しかし、それ以来、良子さんと会うことはなくなりました。

SNSのメッセージのやりとりも、「心身ともに多忙で」というフレーズばかりが繰り返されました。避けられているのは明らかでした。

私は、ここまでの良子さんとお会いした上でのやりとり、電話やショートメッセージ、SNSでのやりとりを見返しました。そこには、私を信頼してくれている様子がありました。それだけではなく良子さんがひとり暮らしを続けている中で、私と会話を交わすことを一種の救いのように思ってくれているらしいことも感じていました。

一方で、良くも悪くも良子さんの生活の一部に食い込んでしまっている自分に気がつきました。メディカルレポートを手に入れたということは、良子さんはこれから確実に死に向かっていく、ということを意味します。複雑な思いを感じました。

実は、空港で良子さんから電話をもらった時、こう言われたのです。

「山本さんに、友人として付き添ってほしいんです」

つまり、スイスで安楽死を実行するのに必要な付添人を私にお願いしたい、ということです。

これをすることとは、私の中に引いている境界線を越えることを意味しています。ドキュメンタリー制作者・取材者として、してはならないことは何か、私はそれを常に考えていました。私がいなければ誰かの安楽死が成立しないことは絶対にしない、ということはこの取材を始めた時から強く心に決めていました。

私は「その件はまたお会いした時にお話しさせてください」とだけ良子さんに伝えました。おそらくその時、良子さんは、私が付添人としてスイスに同行することはないということを感じ取ったはずです。

空港での電話では、「山本さんと話せて本当によかった」と心底うれしそうに言ってくれました。そこに嘘はなかったと思います。しかし、友人として付き添うということを私がぼやかして答えたということに、良子さんはおそらく不信感に近い落胆を感じたのだろうと思います。

私に協力を依頼しよう、悪く言えば私を利用しようと考えるのは、良子さんの人間関係の事情を思えば当然のことだと私は思います。その時、安楽死という選択について話ができる知人は、ほとんどいなかったのですから。

それからというもの、メッセージのやりとりはあっても、「心身ともに多忙」を理由に、会ってくれない日々が続きました。

体調が悪化してしまったのだろうか？　そんな心配をしつつも、明らかに以前より距離が生まれていることは、メッセージから感じ取れました。

年が明けて2023年の1月のことです。私がSNSで送った新年の挨拶のメッセージに数日が経っても既読がつかない、という事態が起こりました。空港での電話以来、SNSのレスポンスが遅くなったり滞ったりということはありましたが、既読がつかなかったことは一度もありません。良子さんの身に何かあったのではないか？最悪の事態も頭によぎりました。

1月14日、私は初めてアポイントメントなしで良子さんの自宅へ向かいました。

良子さんからの手紙

良子さんの自宅の2階の玄関口に上がる階段は、いつもなら大きな植木鉢で塞がれているはずでした。その植木鉢がずらされ、階段は口を開けていました。階段を上って玄関のドアをノックしても、名前を呼びかけても、返事はありませんでした。中に人のいる気配もありませんでした。

翌日1月15日、私の勤務するフジテレビに、私宛の1通の手紙が届きました。ラテン語でスイスを意味するHELVETIAと印字されている切手が貼ってありました。

封を開けると、良子さんからの手紙でした。最近、協力できなくて申し訳なかったこと、そして、今までに撮影した映像は難病の人が救われるために使ってほしいという内容の文章が綴られていました。

良子さんが最期を選んだことを悟った瞬間でした。

「何かあれば、何でもライフサークルに問い合わせてもらってかまわない」と日頃から良子さんに言われていたので、私はすぐにライフサークルに確認しました。

「良子は2022年12月15日に亡くなりました。彼女は幸せそうでした」と、単純明快な回答がライフサークルからありました。

良子さんは、私がより具体的、より現実的に安楽死の取材に動き始める、そのきっかけを与えてくれた人です。それまで私は良子さんをはじめ、日本国内の安楽死を希望する人たちの話を聞くことだけをベースに取材を続けてきていました。

良子さんという、私が実際に関わった人が安楽死を遂げた事実を前に、悲しい気持ちに強く襲われたのも事実です。ただ、このままではいけない、取材を掘り下げていかなければならない、そんな思いが募りました。

会社がひとつの仕事として認め始めてくれた時期でもありました。「安楽死」というテーマでのドキュメンタリー制作の企画がようやく社内で通り、取材の幅を広げようというタイミングだったのです。

私はライフサークルの代表であるエリカ・プライシヒ医師に連絡を取りました。良子さんの最期はどのようなものだったのか？　どんなところで最期を遂げたのか？　現地スイスで話を聞き、この目で見てちゃんと記録しておきたいと考えたからです。

最初は、「お会いしましょう」という話でしたが、なかなか時間が取れなくて約束ができない、というやりとりがエリカ医師との間で続きました。また、エリカ医師は良子さんのことをはっきりとは覚えていないのだな、という印象も受けました。ライフサークルは、会員数が1500人を超え、週に数人のペースで安楽死をコーディネートする団体ですから当然かもしれません。

2023年4月、私はスイスへ飛びました。エリカ医師とは引き続きコンタクトを取っていたものの、会う時間が取れないのは相変わらずでしたが、良子さんの最期を看取ったスタッフがいるということを教えてくれました。「連絡を取ってみてください」と。

ジェニーという名前のその方に連絡を取ると、彼女も多忙で時間が取れないということでした。私も滞在5日間という制約の中で動いていました。最終的には無理を聞いてくれ、数時間の取材時間をもらいました。

ジェニーさんとは、お子さんを迎えて帰宅する途中の公園で会いました。お子さんたちが公園で遊んでいる中、公園のベンチに座り、当時の話をしてくれました。「良子さんからこの手紙をもらった」と持参していた良子さんからの手紙を見せると、「その手紙は私が投函した」と彼女が言うのです。

良子さんは、親族の方宛を含め、10通ほどの手紙を用意していたそうです。自分が逝ったら投函してください、とジェニーさんに頼んだ、その中の一通が、フジテレビに届いた私宛の手紙でした。

良子さんの遺骨はレマン湖に散骨された、とジェニーさんから聞きました。良子さんはついに、そして確かに愛するヨーロッパの地で眠りについたのだ、ということを私は知りました。

あらゆる思いが頭の中をめぐる私の表情を、ジェニーさんがどのように見ていたかはわかりません。ですが彼女は、ふと思いついたように、「そうだ、6月に日本から女性医師が研修に来るのよ」と言ったのです。

第3章

支援する立場を志す

――日本人医師

生命を延ばす方向にしか向かわない医療

「自殺幇助団体であるライフサークルの研修を受けるために、スイスにやってくる日本人医師がいる」というジェニーさんからの情報は、私にとって少なからず衝撃的でした。私はすぐに、代表のエリカ医師に「紹介してもらえないだろうか」と相談しました。

ひとまずエリカ医師から私のことをその医師に伝えてくれることになりました。しかし、OKしてもらえるかはわかりません。日本では違法である安楽死。その研修をするというのだから、取材にもきっと応じてくれないのではないか。私は期待しすぎず、焦らず返事を待とうと決めました。

しかし、意外にも私がスイスから帰国した直後、すぐに連絡が来ました。杉山医師(仮名)という、30代の女性の麻酔科医でした。

ジェニーさんが言っていた通り、杉山医師は6月にスイスに渡航する予定とのこと。その前に一度、面会をしたい旨を伝えました。彼女は、「取材を受けるかどうかはまだ判断がつかないけれど、とりあえずお話は伺いましょう」と言ってくれました。

そして、仕事の事情で常に車で移動しているので、フジテレビまで来てくれることになりました。

杉山医師は2023年から、フリーランスの麻酔科医として活動していました。後日聞いた話ですが、麻酔科医として働きつつ、安楽死というテーマに向き合うためにはもう少し自由になる時間が必要だ、と考えてフリーランスの道を選んだということでした。

車を会社の駐車場に停めてもらい、会議室でじっくり話を聞くことができました。

まず、杉山医師は「日本の医療は基本的には生命を延ばす方向にしか向かっていかない。それが最良の医療なのか、私には疑問がある」と話をしてくれました。

何か決定的なきっかけがあってそう考えるようになったのではなく、幼い頃から自然にそう考えるようになっていたのだそうです。

「私が医療行為として納得できるのは、痛みを和らげる、苦しみを小さくする、そういった医療行為です」

だから仕事として麻酔科医を選んだ、という杉山医師の話は誰が聞いても腑に落ちるものだろうと私は思いました。

ライフサークルの研修を受ける理由も明解でした。「安楽死という手段は全面的には肯定しない。けれども、そうした手段が法的に認められている国があるという現実の中で、その状況や事情を具体的に知らないまま今の仕事を続けていいものかどうかに疑問があった」と。

杉山医師は、すでに一度、ライフサークルの研修を経験していました。日本人女性を看取っています。付き添い人も日本人女性。初めて安楽死の現場を経験して、「少なくともこうして救われる人がいるということを実感した」と言います。

杉山医師は「現場をもっと知らなければいけない」と思ったそうです。そして、「安楽死ということがこれから日本で認められるかわからないし、それが正しいことであるかどうかもまだわからない。しかし、自分が目指していること、自分が考えていることをもっと明確にしたい。そのために、もう一度、6月にスイスに行く」と。

私は「ひとりの医師の模索の記録として撮影させてほしい」と取材を依頼しました。杉山医師は承諾してくれました。

こうして、2023年の6月、私はスイスへ飛びました。私が初めて安楽死の現場に立ち会ったのはこの時のことです。

救われる人の中には家族も含まれる

ほんの数日ですが、私は杉山医師よりも先にスイスに入りました。杉山医師を空港で迎え、それからは1週間ほど行動を共にしました。杉山医師のライフサークルの研修に同行したのです。

杉山医師がスイスに到着した翌日には安楽死の希望者に会い、あくる日には自殺幇助の現場に立ち会うことが決まっていました。ただし、私が撮影できるかどうかは未定でした。

「ついて行けるところまでは、とにかくついていかせてください」と、私はお願いしました。杉山医師は承知してくれましたが、長時間のフライトによほど疲れたのでしょう、「今日はもう寝ます」とその日はそのまま別れました。

翌日の朝、エリカ医師と待ち合わせをし、杉山医師と希望者の滞在先へ向かいました。着いたのは、ゲストハウスと言えばいいのでしょうか、長期宿泊用のアパートメントでした。

エリカ医師と杉山医師がアパートメントに入り、私は最初、外で待ちました。エリカ医師が、安楽死のドキュメンタリーを制作している日本のテレビ局のディレクターが来ていることを説明し、「撮影させてもらえないか」と尋ねてくれたようです。

私にとっては意外なことだったのですが、すぐに撮影許可が出ました。「とても大事なことだと思うから、むしろぜひ撮ってほしい」と言うのです。

その日の希望者はベッティさんという60代のドイツ在住のドイツ人女性でした。良子さんと同じパーキンソン病に罹患していました。

娘のシェナイさんが付き添い、シェナイさんの友人ふたりと友人のペットの犬も同行していました。友人が同行したのは、ドイツにひとりで帰国しなければならなくなるシェナイさんの悲しみを思ってのことでした。

ベッティさんの祖国ドイツは自殺幇助が合法化されている国です。2015年に一度、刑法217条で業務上の自殺幇助を罰する規定がおかれました。それが、2020年、連邦憲法裁判所が217条は違憲であるという判決を出し、「自殺する権利」および「自殺に際し他者の援助を求める権利」が認められました。

しかしベッティさんはドイツを離れ、スイスへやってきました。判例があり、自殺幇助が罪に問われる可能性はないけれども、実際にドイツで安楽死を遂げるのは非常に難しいことだからです。

「本当はドイツで最期を迎えたかった」と、ベッティさん。「自分ではベストな形ではないと思っている。でも、病気の進行を考えればスイスに来るしかなかった」……。

ベッティさんはそう話し、「日本にも同じように思っている人たちがいるはずです。あなたの取材を通して、多くの人に難病患者の実情を知ってほしい」と言ってくれました。

現在、10か国以上の国で安楽死が認められています。しかし、その詳細には各国でグラデーションがあり、一律な状況ではありません。

合法化されているからといってスムーズにその国で実行できるわけではない事実をベッティさんに教えてもらうと同時に、そこには、「自分の国で、自分が暮らした家で最期を迎えたい」という強い思いがあることも知りました。

杉山医師はドイツ留学の経験があってドイツ語はわかるとのことでしたが、私にとってドイツ語は門外漢です。その場の会話のほとんどは、のちに翻訳したもので理解しました。

安楽死をする当日の朝、ライフサークルの施設を訪れたベッティさんは、とても晴れやかな表情をしていました。

私はその表情に驚きました。前日に会って話をした時には葛藤が垣間見えていたのでなおさらでした。「病気が辛い。やはり自分は逝くしかない」と涙ながらに語ったベッティさんの表情は沈みがちだったのです。

家族写真を撮ると、ベッティさんは致死薬の入った点滴を開け、安らかに息を引き取りました。付き添ったシェナイさんもシェナイさんのふたりの友人も、救われて良かった、ということをお互いに口にしていました。

自殺幇助が実行された後には必ず警察と法医学者が検死に来ます。検死が済むまで、付き添った人たち、自殺幇助に携わった医師を含めて関係スタッフは現場から離れることは許されません。撮影をしていた私もそのひとり。法律的な事件性の可能性、つまり殺害の可能性が公的に否定される必要があるからです。

その間、ベッティさんが亡くなった部屋とは別の部屋に娘のシェナイさんたちは待機していました。ベッティさんはどんな人だったか、それぞれ語り合うのですが、すべての人の顔にはほえみがあり、その部屋の雰囲気は団欒《だんらん》と表現するのにふさわしいものでした。

杉山医師はそれを見て、「救われる人という言葉の中には、家族も含まれるのだ」ということを実感したそうです。それは同時に、私が感じたことでもあります。

どこまでの病気なら認められるのか

その後、杉山医師はライフサークルとは別の自殺幇助団体であるペガソスでも研修を受け、安楽死の現場に立ち会っています。そうしたことを通して、「安楽死という選択肢によって救われる人が確かにいるということは明確になった」と言います。

その一方で、「判断する難しさをますます感じるようになった」とも杉山医師は語ってくれました。つまり、「どこまでの病気なら安楽死してよいのか」という問題です。

これは、現在のスイスですら、確かな基準がありません。例えば、「パーキンソン病と診断されたら安楽死が実行できる」といった基準はなく、担当した医師が医師の判断をもって安楽死の権利供与に関係します。

「この基準についてどうしていけばよいのか。それが自分に突きつけられた課題であり、自分に与えられた大きな命題でもある」と、杉山医師。

杉山医師は、自分にはまだまだ現場の経験値が足りない、とも言っていました。終末医療の現場に立ち会うこともありますが、専門は麻酔科であり、人が逝く段階の経験値はまだまだ少ないのだそうです。

エリカ医師から、「あなたはもっと緩和医療の現場を見なさい」とアドバイスを受けた杉山医師。エリカ医師自身、医師としての37年間のうち、最初の21年間は緩和医療を専門としていました。今の仕事も、9割以上は訪問医として1日2、3軒の家庭を回って緩和医療を施す、という仕事です。

滞在中、緩和医療を専門にしている大学教授をエリカ医師に紹介してもらうなど、杉山医師はとにかくスイスでは活動的でした。1週間という限られた時間の中で、とにかく取れる限りの情報を取ろうと懸命になっている様子がわかりました。

帰国した後、杉山医師とは何回か会って、今も引き続き、話を伺っています。彼女は「スイスの現場には1年に1回は行きたい」とも言っていました。

杉山医師の頭の中には、日本国内で「スイスに行くことを望むが、孤独で周囲に相談できない人たちをどうケアしていくか」という問題があるようでした。

「そうした人たちが集うことのできるような施設という可能性もあるかもしれない」と杉山医師は言います。どこまでできるかわからないが、自分が直接手伝うことはできないにせよ、最期に向かう時間を少しでも良い時間にできる方法というものを模索していきたい、と話してくれたことが私にはとても印象的です。

その目標に向かって、彼女は今年（2024年）もスイスへと研修に行ったそうです。これまでもそうですが、渡航費などはすべて自費です。

それくらい杉山医師はこのテーマに真摯《しんし》に向き合っており、来年を目処《めど》にスイスで医療経験を積もうと考えているといいます。

スイスにおける医療の中で、安楽死の一点のみを見つめることは、その本当の現状を理解しているとは言えないという思いからの決断。彼女自身、このテーマに対して時間をかけて、真剣に向き合うとのことです。

私はこれからも、彼女の動向をそっと見守っていきたいと思っています。

第2部

認める国と認めない国

第4章

スイスと日本の大きな違い

日本でクローズアップされた2つの事件

日本で〝安楽死〟という言葉が世の中に広まるきっかけとなったのは、1991年に起きた「東海大学安楽死事件」と呼ばれている事件のようです。担当医が多発性骨髄腫で入院中の患者の妻と長男から治療行為の中止を求められて点滴などを中止し、さらに「楽にしてやってほしい。早く家につれて帰りたい」と要望され、塩化カリウムなどの薬物を患者に注射して死亡させた、という出来事です。

事件が起きたのは、私はまだ生まれていない頃のこと。「その事件をきっかけに、日本は安楽死制度についてどれほど考え、そして具体的に法制化に向けての動きはどれほどあったのか。また、当時の世の中の評価はどうだったのか」――事実関係とともに、テレビのワイドショーや報道を遡《さかのぼ》ってリサーチをしました。

街の人々の声がかなり取材されていました。「最期くらいは自分で選びたい。選んでいい」という声がある一方で、「勝手なことを言っては駄目」という声もありました。安楽死について、現在の一般的な声と変わりはないという印象でした。

そして、「安楽死というものは当時議論になったのか。なったとすれば、どんな議論になったのか」――。つまり「行政のレベルで合法化に関する意見は出されたのか。議論は交わされたのか」について。

議論にはなっていませんでした。国会議員や政治家によって安楽死に関して問題提起されたり、意見が述べられることはあっても、実際に法制化に向けてコトが動いた記録はありませんでした。私が調べた限り、記録に残るようなムーブメントにはならなかったようです。

1998年に起きた「川崎協同病院事件」も、安楽死がクローズアップされた出来事でした。担当医が気管支ぜん息の重積発作により入院してこん睡状態にあった患者から気道確保のため挿入されていた気管内チューブを抜管し、筋弛緩剤を投与して死亡させた、という事件です。

川崎協同病院事件は、『終《つい》の信託』(2012年公開、監督・周防正行、東宝)という映画にもなっていることで知られています。

殺人罪に問われたのはその病院の女医でした。映画では、患者から「その時が来たら、早く楽にしてください」「その時が来たら、この苦しみを終わりにしてください」と頼まれていた女医が、患者の意図を汲《く》み取って管《くだ》を抜き、最終的には薬剤を投与して死亡させます。

「最初は筋弛緩剤を投与したものの楽にすることはできず、かえって苦しませることになり、大量の薬剤を投与して死亡に至らせた」というのが実際の経緯。ところが、この出来事が明るみに出ると、家族は同意していなかったといった声も上がり、事件化する結果となりました。

川崎協同病院事件は大きなニュースになりました。しかし、東海大学安楽死事件の時と同じく、安楽死そのものについての議論や合法化の可能性が追求されるような動きにはならなかったようです。

こうした「安楽死そのものが議論となることはほとんどない。行政レベルで法律的な視点をもって話し合われることもほとんどない」という状況は今も変わっていません。

最近、ヨーロッパで安楽死に関する大きな動きがありました。2023年12月、フランスのエマニュエル・マクロン大統領が大統領官邸のエリゼ宮で特別収録された「C à Vous」というテレビトークショーにゲスト出演した時のことです。

1944年生まれのフランソワーズ・アルディという、フランスの人気シンガーソングライターがいます。2022年にスイスで安楽死を遂げた映画監督、ジャン・リュック・ゴダールの大のお気に入り歌手でもあったフランソワーズ・アルディは、女優として『男性・女性』などの作品に出演しています。

マクロン大統領は、フランソワーズ・アルディが「トリビューン・ディマンシュ」という日曜紙に寄せた大統領宛の書簡の中で喉頭癌に罹患していることを告白し、「安楽死の合法化を実現してほしい」と訴えかけたことについてトークショーの中で触れました。「自分の死でも近親の死でも誰でも死は怖い」とマクロン大統領は言い、「この問題を検討する時間がほしい」とメッセージしました。

マクロン大統領は、実は2023年の4月に1度、安楽死を含めた終末医療のあり方に関する法案をまとめるよう政府に要請しています。

そして2024年の3月、マクロン大統領は「余命が限られると診断されている成人に限っては安楽死や自殺幇助を法律で認める」ことに対する支持を、初めて公式に表明しました。「友愛の法」とも呼ばれる法案は5月に議会に提出され、審議が開始されました。

スイスとは異なり、フランスで安楽死合法化の問題が具体的に法案として議論されるようになったのはここ数年の話です。日本が格別に遅れていると言うことはできないかもしれません。しかし、医師の意志と第三者の依頼を含む死亡事件がいくつか繰り返される中、日本ではまだまだ具体的な議論が開始されるには至っていない、と言うことはできるでしょう。

映画監督ジャン・リュック・ゴダールの最期

1960～70年代のフランスの映画ムーブメント、ヌーヴェルバーグを代表する映画監督であるジャン・リュック・ゴダールが2022年9月13日、スイスの自宅で自殺幇助による安楽死を遂げました。1930年生まれという高齢でもありましたが、身体機能を奪う複数の病気に罹患していたそうです。

ジャン・リュック・ゴダールは世界的な、フランス人の誰もが誇りとする映画監督で、彼の死去はショッキングな出来事として大きなニュースになりました。有名人であり、顔を見知っている人物が自らの意志で最期を選んだ、安楽死を遂げた、ということについて、多くの人には半ば驚愕《きょうがく》の思いがあったようです。

マクロン大統領はツイッター（現・X）に「我々は国宝を、天才の眼差しを失う」と投稿し、その死因について触れることはありませんでした。しかし、マクロン大統領の安楽死合法化に関する発言のきっかけはゴダール氏の最期にあった、とも言われています。

いずれにしても、フランスで安楽死に関する議論が高まったのは、ゴダール氏の最期をきっかけとしていました。

スイス現地で取材をしていく中で、私はゴダール氏について語られるのを何度も耳にしました。ライフサークルは、団体運営に関する情報交換のために、年に1度は必ず会合を開きます。

その会合には、現地スイスの人だけでなく、フランス人やドイツ人をはじめ外国の人も参加するのですが、とりわけフランスからの参加者との会話の中で必ず出てくるのはゴダール氏の話でした。

私は、ゴダール氏の最期を看取った親友のパトリック・ジャンヌレ氏と対話することができました。その方から晩年のゴダール氏の写真も見せてもらいましたが、ふたりの仲の良さはその1枚からも伝わってきました。

パートナーの女性とジャンヌレ氏が、ゴダール氏の最期に付き添った、ということでした。ゴダール氏は、最期をスイスの街ロールの自宅で迎えました。晩年をスイスで過ごしていたのです。

各国の報道を遡っていくと、ゴダール氏は自殺幇助団体「エグジット A.D.M.D.」から安楽死の権利を入手していたことがわかりました。

エグジット A.D.M.D. は、取材のために継続的に連絡を取っていた団体です。私は、「付き添ったパトリック・ジャンヌレ氏にコンタクトを取りたい」と問い合わせました。エグジット A.D.M.D. はすぐにジャンヌレ氏に連絡してくれたようです。

私から電話を介して事情を説明すると、ジャンヌレ氏はインタビューを快諾してくれました。

ジャンヌレ氏との電話の会話の中に、とても印象的なものがありました。

「彼がいなくなってから、心にポコッと穴が開いてしまった。気持ちの整理がつくきっかけになるかもしれないと思い、取材を受けることにする」

ジャンヌレ氏はゴダール氏の自宅の近くに住む、スイス在住の60代の男性です。

ジャンヌレ氏は、ゴダール氏の税理関係の相談を受けるコンサルタントでした。相談を受けるうちに親しくなり、親友と呼べるまでになったとのことでした。

「映画の話もたくさんした。このうえなく楽しい日々だった」とジャンヌレ氏。そうした暮らしがあったからこそ、ゴダール氏の選択は彼にとってたいへんショックな出来事だったようです。

「君の力が必要なんだ」――そうゴダール氏から言われ、安楽死の具体的な手続きを進めるために、エグジットA.D.M.D.に連絡を取ったのは、他でもないジャンヌレ氏自身でした。

「彼には他にふたりの親友がいましたが、彼らに頼まなかったのは、彼らを自分の死に巻き込みたくなかったからだと思います」

友人の最後の頼みを受け入れ、ジャンヌレ氏は相談を受けた翌日にはエグジットA.D.M.D.に連絡。数日後にはゴダール氏自身が「旅立ちの日」を決定し、その数日後には亡くなることが決まりました。ジャンヌレ氏が相談を受けてから、たった1週間ほど後に、この世を去ったことになります。

ゴダール氏は不治の病を患っていたわけではなく、高齢による様々な病気を理由に安楽死を選択しました。エグジットA.D.M.D.は高齢による安楽死も認める団体でした。

「ゴダールの選択は、自身以外に誰に止められるものではなかった」とジャンヌレ氏は話してくれました。そして、「それはわかっていたが、親友の選択に付き添うのはやはり辛いことだった、実際に自分の精神はネガティブな方向に動いた」と。

ジャンヌレ氏は、ゴダール氏の死を「暴力的で、胸が張り裂ける思いだった」と表現し、「親友の選択、そしてその死を乗り越えるのには長い時間がかかった」と言います。

ゴダール氏の最期は世界的なニュースになっていて、誰もが知っている事実でした。そこにまつわる悲しみや寂しさ、芸術家としての苦悩といったことは誰もがおおよその想像をしていたことでしょう。

ただし、やはり最期に向き合った人の気持ちは、実際に話を聞いてみなければわからないものです。私は、最期に付き添う人への影響はどのようなものか、そしてその大きさというものをジャンヌレ氏との話を通じて知りました。

ニュースの表面だけではわからないものがそこにありました。逝く人の心とはまた別の、付き添う人の心の問題という安楽死の難しさです。

スイス人は議論に慣れている

２０２３年の7月は、ライフサークルも、エグジットA.D.M.D.も、年に1度の会合を開く月に当たっていました。私が折よく取材でスイスに滞在していた月で、「ぜひ見学してください」という声が両団体からかかりました。

ライフサークルは、海外からも希望者を受け入れる団体です。非営利団体であり、資金運用の報告、組織人事の決定が会合の趣旨であり会議の目的です。何か特別なメリットがあるような会合ではありませんが、情報収集のため、そして交流のためにドイツからもフランスからも会員が会合に参加していました。

スイスは直接民主制の国です。民間の一団体の会議であっても、議題に対しては逐一参加者全員の挙手によって賛否が採られます。来年もこの形で行こう、来年は変更しよう、といった議論が活発に行われるのは、一般的には議論に慣れていないことの多い日本人の1人としてたいへん興味深いものがありました。

同時に、議論というものに慣れていて決定のプロセスに慣れている人たちだからこそ、安楽死の合法化という難しい選択を成しえているのかもしれない、と思いました。

そこにはおそらく、大量の議論と大量の採決が存在しているはずです。

会合に参加している30人ほどの会員の中に、アジア人の女性の顔がありました。白髪の女性で、エリカ医師に尋ねると「日本人」とのことでした。

会合が終了してから、私はその白髪の女性に声をかけました。「関西出身で、スイスのドイツ語圏に住む人と結婚し、数十年こちらで暮らしているのよ」――日本語を話す機会がほとんどないことから、たいへんうれしそうな表情で話をしてくれました。

私はそれまで、日本国内に住む日本人と安楽死についての話をすることがもっぱらでした。「難しい問題で、正解はない」という結論で終わるのが常でした。

ところが、その白髪の女性は少々違っていました。「自分の人生なのだから、最期のことは自分が決めて当然です」と堂々と言ったのです。

ライフサークルの会員であることについては、「今すぐに逝きたいとはまったく思っていないが、安楽死の権利を持っている、あるいは、持つことができる状況にあるということだけで大きな安心感がある。そういう体制を持つスイスで生活できていることを幸せに思う」と言うのです。

穏やかな表情が印象的な方で、どこからどう見ても、昔ながらの品のいい日本人おばあちゃん、という方でした。そういう人が安楽死について積極的に話してくれることに、たいへん新鮮な驚きがありました。

会合が終了した後の交流の場として、歓談の会場が設けられていました。アペロ（食前酒）を含む簡単な飲食の場で、いろいろな方から話を聞きましたが、全員がその白髪の女性と同意見でした。みな口を揃えて、「安楽死の権利があるということでほっとしている」と言うのです。この点については、安楽死を希望する人たちの、揺るぎのない共通した意見になると思います。

数量で見る希望、そして需要の増加

「スイスは安楽死が合法化されている国」とよく言われます。実は、そう言い切ってしまうことには少々の問題があります。

正確に言うと、「スイスは自殺幇助が罪になるということが法律で定められていない国」です。つまり、「実質的に認められている」ことになるわけですが、自殺幇助を認める条文が書かれた法律はスイスにはありません。

したがって、解釈も様々に可能です。そういった特徴から医師の考えや判断に頼るところが大きいのもスイスの安楽死の現状の1つです。

スイスで安楽死を希望する人たち、また自殺幇助に携わる人たちは、情報を常にアップデートし続けておく必要があります。

ドイツから会合に参加している人たちは、ドイツ国内で安楽死希望者のサポート活動をしている団体の関係者でした。スイスの現在の状況を把握するために参加しているのです。安楽死についての確立された理論や方法などまだどこにも存在していないのだ、ということを私はあらためて知りました。

ライフサークルとは別に、エグジットA.D.M.D.の会合にも参加しました。エグジットA.D.M.D.は、スイス在住者のみが対象ですが、会員数3万人を超える、非常に大きな団体です。

会合には130人ほどが参加していました。ライフサークルはスイスのドイツ語圏の団体ですが、エグジットA.D.M.D.はフランス語圏の団体です。会合はすべてフランス語のため、私にもリアルタイムで会合の様子を把握することができました。

ライフサークル同様、資金運用や組織人事の会議が主ですが、興味深かったのは、エグジットA.D.M.D.が自殺幇助した人数の推移の報告です。

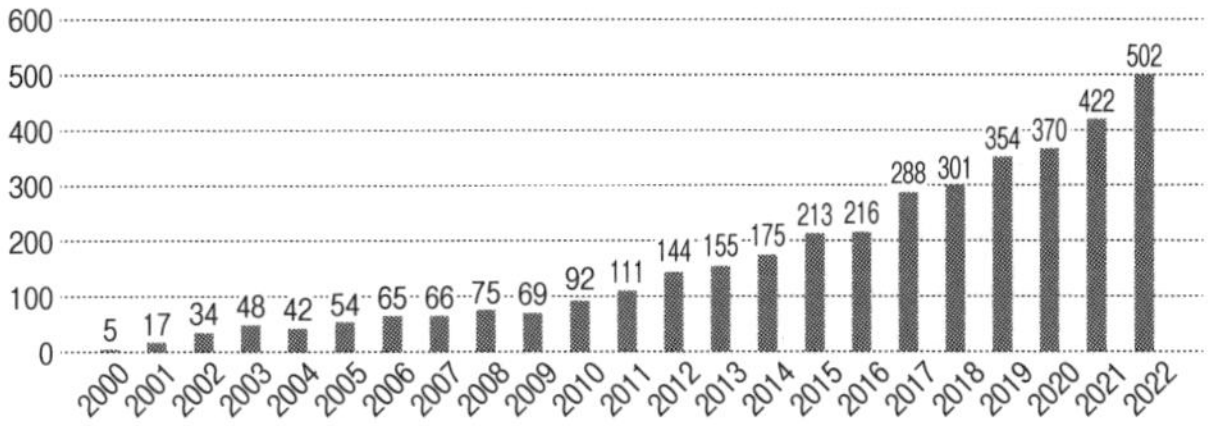

エグジット A.D.M.D. の自殺幇助人数推移

団体が活動を開始した２０００年に幇助した人数は５人でした。それが、私が会合に参加した２０２２年時点では５０２人に増加していました。

会合ではその数の推移を示すグラフが提供されました。

これはエグジットA.D.M.D.というスイスの一団体の数字の推移にすぎません。しかし、グラフの右肩上がりの傾向は、安楽死希望者数全体の傾向を少なからず示しているはずです。

安楽死者数はここ20数年で１００倍に増加しているということになります。そしてグラフの傾向は、今後、その数がさらに増加していくだろうことを示しています。

良いことなのか悪いことなのかは、正直に言ってわかりません。また、そうした二元論で語ってはいけない、あるいは語ることができないテーマなのだろうとも思います。

ただし、少なくともそれだけの安楽死希望者がいる、つまり自殺幇助の需要があるということだけは事実です。

数量的にもう少し調べてみると、スイスではここ数年、死亡者総数の約2パーセントが自殺幇助による死亡者であることがわかりました。つまり、死亡者の50人に1人が自殺幇助を受けた、ということになります。

この数字の捉え方は人それぞれだと思いますが、私は端的に、ものすごい数だと思いました。「スイスではごく身近に安楽死がある」と言っていい数字だと思います。

会合が終わった後の会場では、私も会話の輪の中に入れてもらいました。そこで感じたのは団体の別なく、安楽死を希望する人たちの思いには間違いなく共通するものがあるということ。

それは「安楽死を支援してくれる団体が背後にいてくれることによって、今の安心感につながっている」、つまり「いつでも死ねる」という安心感なのです。

ただし、「死にたい、ということではない」とみな口を揃えて言います。「何かあった時、どうしようもなくなった時、自分は最期を選べるのだから、今をもっと一生懸命生きてみようと思える」ということ。それが彼らの安心感の正体なのです。「会員になってから、自分のメンタルの質がとても上がった」という表現も耳にしました。

本書の第1章で紹介した矢島さんも、まったく同じことを言っていました。希望者のほとんどが「安心感」という言葉を使います。安心感は、希望者の心に共通して生まれる感情を示すキーワードでした。

団体のオフィスで受けた衝撃

「安楽死をサポートする団体は、そもそもどのような活動をしているのだろう」——取材を重ねていくうちに私の頭に浮かんだのは、そんなきわめて素朴な疑問でした。

団体のオフィスには毎日、団体職員が通っています。毎日行うべき作業がある、ということなのですが、その実態がまったくつかめずにいたのです。

エグジットA.D.M.D.に取材を申し込むと快諾してくれました。オフィスを訪れた日は、4人体制で職員が働いていました。基本的には電話対応の仕事で、朝10時から昼の1時間の休憩をはさみ、夕方4時半までの稼働ということでした。

朝10時の始業とともに、すぐに電話がかかってきました。取材しているうちに、1本1本の電話がかなり長いことがわかりました。会員あるいは入会を希望する人たちからの電話です。

具体的に権利を得るための手順の問い合わせと、権利を入手済みの会員からの幇助の依頼。おおまかにはその2つに分類されますが、もちろん会員の人たちの事情はそれぞれまったく違いますから、当然、返答の内容も異なります。

そうした電話が、「1日に60本ほどはかかってくる」とのことでした。問い合わせの性質が性質ですから短く終わる電話はほとんどありません。

中には、精神疾患と思われる人からの電話もかかってきます。そうした電話対応は必然的にさらに長くなります。スイスでは精神疾患を理由とする自殺幇助も認められてはいるものの、書類の用意に関しても医師の判断に関しても、権利を得るためのハードルは非常に高いことも聞きました。

電話で問い合わせに応じるという、端から見ればシンプルな仕事ですが、毎日、そして1本1本の電話対応のすべてが人の死に向き合う仕事です。

1本の電話もないがしろにはできない、それぞれにそれぞれの苦しみを抱えて自ら死に向かう人たちと話す仕事の緊張感と辛さには想像を超えるものがきっとあるでしょう。

ですが職員の皆さんは、口々に「この仕事に誇りを持っている」と話してくれました。人が救われるという事実をたくさん見てきたからだ、ということでした。

すべてが済んだあと、家族の方から本当にたくさんの手紙が届くのだそうです。「あなたにサポートしてもらったおかげで良い旅立ちを迎えることができた」という主旨の手紙です。

そうした手紙を読むたびに勇気づけられ、「仕事に確かな意義を感じる」と職員の方々は言います。彼らは「誇り」という表現を使いましたが、私はそこに、何かもっと普遍的な、職員の方々ならではの正義感を感じました。

日本国内にはもちろん、エグジットA.D.M.D.の団体職員のような仕事はありません。合法化されていないのですから、希望者の意向に応えることは罪となります。言い方を変えると、悪という評価を受ける可能性のある行為です。

現在の日本と、安楽死が合法化されている国との決定的な違いはこういったところにも現れます。

オフィスでの取材中、印象的な出来事がありました。1本の電話を受けた女性スタッフがいきなり慌ただしく動き始めたのです。

「4日前に幇助の手順を問い合わせてきた会員が、体調が急変したので幇助を明日お願いしたいと連絡してきた」ということでした。

緊急という時間軸で自らの死を決める人がいることに私は驚きました。そして、その緊急の希望に団体はしっかりと対応する事実に、私はさらに驚きました。

スイスではこうした形で死が選ばれていることを、私はオフィスにかかってきた1本の電話で知りました。極めて衝撃的な体験でした。

第5章

スイスで立ち会った3つの「その時」

ーフランソワーズさん

私は心を決め、オフィス取材を快諾してくれたエグジットA.D.M.D.に、自殺幇助の現場を取材させてくれないか、と問い合わせました。エグジットA.D.M.D.は私の相談を丁寧に聞いてくれ、「撮影ができるかは本人次第」という前置きがあった上で、まずスイスのフランス語圏に住むフランソワーズさん（女性・80代）を紹介してくれました。

エグジットA.D.M.D.は幇助にあたって、担当の付添人を付けるというケアを行っています。その付添人は最期の時に付き添うだけではなく、数日から数か月間、時間を共に過ごします。話を聞いて関係性を築き、最期の時をより良いものにする役目を果たすサポーターです。

スイスの自殺幇助団体はこうしたケアも行っているということを、私は取材で初めて知りました。業務的あるいは事務的にだけ対応するのではなく、最期のクオリティを上げるためのケアを各団体のそれぞれが考えているようです。

フランソワーズさんの付添人は、ドミニクさんという女性でした。フランソワーズさんが暮らす団地に向かったのは2023年6月のことです。

私は団地の駐車場で待ちました。ドミニクさんは車でやってくることになっていました。青い車で現れたドミニクさんは私にすぐに気づき、「こんにちは、あなたがマサね。これから会うフランソワーズさんは、とてもパワフルな女性よ」と教えてくれました。

ドミニクさんと私を迎え入れてくれたフランソワーズさんは、たいへん元気に見えました。話す声も明瞭。安楽死を希望している人には見えない、というのが私の率直な第一印象でした。

フランソワーズさんは大腸癌に罹患しており、末期の状態。「あまりの痛みに耐えられない」ということが、安楽死を希望する第一の理由でした。

高齢で、緑内障の視覚障害もありました。また、数十年前に怪我《けが》をした時の処置で、背中に1キロほどのボルトが入っている、とも。そうしたことの積み重ねで、本当に身体がボロボロになっている、ということでした。

「人生に悔いはない。やりたいことを一生懸命にやって生き抜いてきた」とフランソワーズさんは言います。出版社に勤めていた時代もあり、視覚障害で文字が読めなくなるまで本に親しみ、作家たちと頻繁に意見交換をしていたそうです。そして、「植物人間の状態になりたくない。自分がどうなるかということは自分自身で決めたい」と言うのです。

フランソワーズさんは1か月後の7月に幇助を受けることになっていました。私は何人かいるだろう家族の人々に手厚く看取られるのだろうと思っていましたが、そこにはなかなか複雑な事情がありました。

長男に自分の選択は話さない

フランソワーズさんには息子がふたりいました。「自分の意見を尊重してくれると思い、次男には安楽死を選択すると伝えた。でも、そもそも相性が良くなく自分の選択にはきっと反対するだろうから長男には話さない」ということでした。

私は、安楽死の選択を家族にはなかなか言えないでいるケースを矢島さんの取材を通して知っていました。しかし、フランソワーズさんの場合には、「自分の勝手にさせてほしい」という積極的な姿勢がありました。

私には驚きでした。海外では理解が進んでいて家族と肉親の全員のコンセンサスの下で安楽死は実行されるのだろうという先入観があったからです。

フランソワーズさんにはまた、孫が5人、曾孫も5人いました。しかし、彼女の最期を看取る家族は、次男のクリスチャンさんと孫のシャルロットさん（次男の子）、そしてフランソワーズさんの夫ジャンさんのみ。フランソワーズさんが自分の選択を話したのは、この3人だけなのです。

フランソワーズさんは自分の人生と自分の病気、そして安楽死の選択をとてもオープンに話してくれました。視点を変えると、他人である私には話せても家族には話せない、あるいは話さないという状況がそこにありました。

安楽死が認められている国だからといって、その国に暮らす人全員が国の判断に賛成しているわけではありません。また、認められている中でも、「自分の選択を誰に話すのか」「話さなければならない人はいるけれども言いづらい」といった事情が人それぞれにあります。

合法化されていてもなお存在する難しさというものをあらためて目の前にしました。オープンに接してくれるフランソワーズさんの表情にあと押しされたこともあり、思い切って、最期を取材させてもらえないかどうか尋ねると、「それは協力できないわ」とはっきり断られました。

当然のことです。その日初めて会う人間を最期の時に立ち会わせるなど考えられるはずがありません。

しかしフランソワーズさんの気さくさは変わらず、別れ際に「いつでも来てくださいね」と言ってくれました。

僕だってもうすぐ天国に行く

2023年の6月から7月にかけての時期、私は数週間の滞在を予定して取材を続けていました。フランソワーズさんの自宅にはその後も2度伺いました。取材としてではなく、個人的に貴重な話を聞くための訪問と割り切って通ったのです。

初めて訪ねた時には不在だった、フランソワーズさんの夫・ジャンさんと会うこともできました。ジャンさんは当時96歳。フランソワーズさんとは再婚ですが、結婚生活はすでに50年を数えようとしていました。

フランソワーズさんの選択をどう思うか、率直に尋ねてみました。ジャンさんは、

「まったく反対ではない。僕だってもうすぐ天国に行ってしまうからね」と言い、わずかに笑いました。

そして、「もちろん、寂しいよ」と付け加えたジャンさんがとても印象的でした。馬鹿な質問はしてくれるなよ、と言わんばかりでした。

「苦しんでいる妻をずっと見てきた。反対するつもりはまったくない」――それがジャンさんの結論でした。

フランソワーズさんが暮らす団地には、各戸に広めの庭が付設されていました。ガーデニングが好きらしく、いろいろな花が育っていました。自慢の花を説明してくれ、フランソワーズさんとジャンさんと私の3人で、テラスでエスプレッソを飲みながら2、3時間は話をしたと思います。

フランソワーズさんに「あなただったら、記録として撮影してもらっていいわ」と言われたのは、初対面から3度目の時。ジャンさんにも、次男のクリスチャンさんにも相談した上での答えとのことでした。

「日本では認められていないということを聞いて驚いたわ。あなたはとても意味のある仕事をしていると思う。私の最期の映像が、日本の人たちにとって何かを考え始めるきっかけになるのなら、よろこんで撮影を受け入れるわ」

この思いを無碍《むげ》にしないよう、自分も覚悟を持って撮影に挑まなければ。そんな思いでフランソワーズさんのありがたい申し出を聞いていました。

お別れの乾杯

フランソワーズさんが最期を迎える日がやってきました。ドミニクさんと団地に向かうと、これまでとまったく変わらない気さくな表情のフランソワーズさんが迎えてくれました。

実は一週間ほど前に電話をした時、体調がかなり悪いという話を聞いていました。心配していたのですが、私の知っている元気なフランソワーズさんがそこにいました。

次男のクリスチャンさんと孫のシャルロットさんも来ていました。クリスチャンさんが「母から聞きました」と言い、2人とも私を明るい表情で受け入れてくれました。

これから1つの死を確実に迎えようとしていることを、ここにいる人すべてが知っている。しかし、そうとはとても思えない、ごく普通の日常がそこにありました。

中に入ると、お菓子を盛った皿が置かれ、シャンパンのボトルが置いてありました。

「最期の日は、お祝いの日としたい」というフランソワーズさんの希望でした。

クリスチャンさんがシャンパンの栓を音を立てて抜き、銘々のグラスに注ぐ。フランソワーズさんは乾杯の音頭をとり、ジャンさんに向かって一言「あらためて、ありがとう」。「こちらこそありがとう」とジャンさんも答えます。

「昨日はこんなことがあった。一昨日にはこんなことがあった」——そういった、本当に他愛のない会話が続きました。

「マサ、お菓子をつまんでね。シャンパンも飲んでね」

フランソワーズさんもジャンさんも撮影をしている私を気遣い、ほとんど10分おきにそう言ってくれました。

一言では言い表せない、私には想像もできない覚悟があると感じました。信念があるからいつもと同じように普通に振る舞えているし、私のことにまで気がつくのだ、と。

部屋の中を歩きがてら、フランソワーズさんがジャンさんに「今、何時なの?」と尋ねると、ジャンさんが、「10時半」と答えました。

「じゃあ、そろそろ座りますか」

フランソワーズさんはそう言い、まるで「OK、出かける準備ができました」という調子でした。

君と旅立とう

その日は幇助団体のコーディネートで、付き添いのドミニクさんの他に男性の看護師がひとり来ていました。

スイスでは医師が直接、薬を注射などで投与する積極的安楽死は禁止されていることから、安楽死の現場に医師の立ち会いを必要としません。「希望者自身が致死薬を服用する。あるいは点滴のバルブを開ける」といった手段による自殺幇助が合法です。したがって、幇助の実行の当日には、看護師が必要な薬や設備を準備して持っていくことになっています。

その看護師に、フランソワーズさんは言葉を濁さずはっきりと「準備をしてくださ い」と言い、自分の選択を誇るかのように堂々と、そこに設《しつら》えられた椅子に腰をかけました。

安楽死できることをうれしく思っているというのではなく、自分で最期を選び自分で最期を遂げるという、まさにそのことを最上級の誇りに思っているフランソワーズさんを、その立ち居振る舞いから感じました。

ゆったりとした大きめの椅子に座るフランソワーズさん。その横に置かれた椅子にジャンさんがゆっくりと座りました。どちらからともなく、ふたりは手をつなぎました。

フランソワーズさんが「『コン・テ・パルティロ』を聴きたい」と言いました。「君と旅立とう」という意味の、1995年のサンレモ音楽祭で発表された、イタリアの名シンガー、アンドレア・ボチェッリの代表曲です。

「コン・テ・パルティロ」はふたりの思い出の曲でした。フランソワーズさんとジャンさんは、サンレモ音楽祭でアンドレア・ボチェッリが「コン・テ・パルティロ」を初めて発表する、まさにその場にいたのです。

孫のシャルロットさんがインターネットの楽曲配信サービスで探し出し、部屋に備え付けられたスピーカーから流れる「コン・テ・パルティロ」のメロディーと歌声が部屋を満たしました。音楽を聴きながらサンレモ音楽祭でのふたりの思い出を話すフランソワーズさんの目がわずかに潤みました。初めて見る彼女の表情でした。

息子のクリスチャンさんは目に涙をいっぱいにためて、嗚咽《おえつ》をこらえながら、フランソワーズさんの耳元で、「大好きだよ」とささやき続けていました。孫のシャルロットさんは涙が流れるままに、「ありがとう、最高のおばあちゃんだよ」と言い続けていました。

私はこの時、日本人の奥ゆかしさやおとなしさとはまるで違う、愛情表現をストレートに表に出すことのできる国民性があってこそ安楽死による最期が成立するのかもしれない、とすら思いました。

私はこの日の4か月ほどあとに、スイスで安楽死を看取る日本人家族と出会い、日本人もまたきわめて豊かな愛情表現を持つ人たちであることをあらためて実感することになります。しかし、この時には確かに、日本人が安楽死を遂げる時、果たしてその家族はクリスチャンさんやシャルロットさんのように素直に愛情を表現することができ、その場を温かい空気に包むことができるのだろうか、という疑問を抱いたのです。それは、自分自身に対する疑問でもありました。

ジャンさんは無言でフランソワーズさんの手を握り続け、フランソワーズさんを見つめるでもなく、その時をただ待って、眼差しをまっすぐフランソワーズさんの顔に向け続けていました。豊かな愛情表現ということがある一方、ジャンさんのように、妻の最期に際してこれだけ気丈に振る舞えるものだろうか、とも思いました。

「薬剤の点滴のバルブを自らの手で開ける」というのが、スイスにおける自殺幇助による安楽死の最も一般的な方法です。バルブを開けると30秒ほどで眠りに落ちます。

その時に、ちょっとしたハプニングが起こりました。フランソワーズさんが点滴のバルブを開けるのとほとんど同時に、付添人のドミニクさんがシャンパンのグラスを床に落としてしまったのです。

「グラスを落としただけだから気にしないで」と言うドミニクさんに、フランソワーズさんは、「たいしたことじゃないわ。むしろ縁起がいいじゃない」と答えました。

続いてフランソワーズさんは、「喉が熱くなってきた」と言いました。点滴の薬剤が効いてきた証しです。次の数秒の間でフランソワーズさんは眠りに落ち、最期を迎えました。

間際のハプニングにさえ軽い調子で受け答えができてしまうほどの、余裕のある最期でした。私は、目にする物事の一つひとつにフランソワーズさんの誇りを感じていました。

私の木のそばで

最期を迎えたフランソワーズさんの遺体は、しばらくそのまま椅子の上に置かれました。警官と検死官が来て調査を終えた後、火葬場の係員が遺体を棺桶に納め、搬送していきました。

フランソワーズさんが暮らした部屋の雰囲気は、暗く沈むことなどなく、明るいままでした。「本当に、いいおばあちゃんだったね」というシャルロットさんの声が聞こえました。今日はお祝いの日だとしたフランソワーズさんの思いが、そこにそのままありました。

自分でその時を選び、誇らしく最期を遂げていく母や祖母、パートナーの姿を目の前にした時、人は悲嘆に暮れることも絶望することもなく、高らかに祝福できるものなのだ、と私は率直にそう思いました。

2週間後、シャルロットさんからSNSでメッセージが届きました。「おばあちゃんのお気に入りの散歩コースに彼女が大好きだった1本の木があり、その根元に遺灰を撒《ま》きました」というメッセージでした。

フランソワーズさんが自ら点滴のバルブを開ける寸前、ドミニクさんが歌を歌い、フランソワーズさんが声を合わせるという一幕がありました。

ふたりが歌っていたのは、フランスの国民的シャンソン歌手、ジョルジュ・ブラッサンスの「私の木のそばで（Auprès de mon arbre）」という曲のサビのフレーズです。ドミニクさんはプロのシャンソン歌手としても活動している、とても歌の上手な方でした。

《私の木のそばで私は幸せだった、私の木から離れるべきではなかった、私の木から目を離すべきではなかった》という歌詞でできているブラッサンスの「私の木のそばで」が、フランソワーズさんは大好きでした。

「私の木」とは、もちろん比喩的に夫のジャンさんを意味していたはずですが、同時に実在するお気に入りの木と重ね合わせていたようです。私が初めてフランソワーズさんを訪ねた時、フランソワーズさんがドミニクさんに、「最期の時にはあの歌を歌ってね」と約束させていたことを覚えています。

シャルロットさんからのメッセージには動画が添えられていました。動画には、ジャンさんが遺灰を木の根元に撒く姿が映っていました。

フランソワーズさんの最期は涙もあったけれど、悲しみ以上に大好きな家族に見守られながら自分の好きな場所で最期を迎える幸せがあったのではないか——。

フランソワーズさんに二度と会えなくなってしまったことは事実です。しかし、その空間にネガティブな要素はひとつもなく、家族の間には清らかな寂しさだけが静かに漂っている、という印象でした。

＝ベッティさん

先に、杉山医師という麻酔科医師が幇助団体ライフサークルの研修を取材した際に、ベッティさんというドイツ人女性の安楽死の現場に同行したことについて触れました。私にとっては、自殺幇助による安楽死の一切を目の前にする、それが初めての経験でした。

ドイツは安楽死を認めている国ですが、その手続きと許可条件のハードルが高く、希望者の意向がなかなか叶わない状況があるようです。自国ドイツでの最期をあきらめ、ベッティさんはスイスのバーゼル市に来て、アパートメントを借りていました。

付添人である娘のシェナイさん、シェナイさんの友人の女性ふたりが一緒でした。

ベッティさんを訪ねたのは、最期を迎えるその前日のことでした。私はライフサークル代表のエリカ医師、研修医の杉山医師に同行しているかたちです。

この日の主目的は、エリカ医師による最終面談でした。ベッティさんの意志の最終確認です。次のやりとりが行われました。

「あなたには、苦しむことなく良き旅立ちをする権利があります。あなたはパーキンソン病と診断されています。この病気は進行していく中で、平衡感覚が悪化していく、非常に辛い病気であることもわかっています」

「私はこの病気を抱えて生きていきたくない」

「明日、私はあなたに点滴をお預けします。その点滴を開けるとどうなるか、理解していますね？」

「やっと眠れます」

「眠りに入るだけではなく？」

「死にます」


エリカ医師の質問にうなずきながら答えるベッティさんの目には涙が見えました。応答はすべてドイツ語で行われましたので、私にはこの時の会話の内容を完全に把握することはできないでいました。

ただし、意思確認が行われているということはわかっていましたから、ベッティさんの表情から、やはりそこには悲しみがあることがわかりました。逝くこと自体の悲しみというより、逝くことを選ばなければならなかったことに対する悲しみのように感じました。

当日の朝、致死薬を受け取りに行くエリカ医師に同行しました。土砂降りの雨でした。8時30分に待ち合わせをして薬局に向かいました。

到着してみると、スーパーマーケットに併設されているような、あまりにも普通の薬局でした。医師の処方箋があれば誰でもそこで薬品を購入できる薬局です。エリカ医師が普段から懇意にしている薬局なのですが、致死薬が販売されている薬局が、日常のたたずまいの中にあるのです。

エリカ医師が受け取った致死薬は、手のひらに乗る大きさのプラスチックの薬瓶に入っていました。粉末の薬です。この分量で象が1頭死んでしまう、といった話をしながら、エリカ医師は車のシートの上に薬瓶をぽんと置くのです。

これもまた私の先入観にすぎませんが、致死薬は前々から用意され、十全に管理されているものだと思っていました。もちろん薬局でしっかりと管理されているわけですが、当日の朝に車で取りに行くということも含めて、あまりにも日常的な風景の中にそれがあるという事実は衝撃的でした。

ベッティさんが上げた声

ベッティさんは、バーゼル市から20分ほどのところにあるライフサークルの施設に向かって移動し、朝9時頃に到着しました。最終面談の時に涙を見せたベッティさんとはまるで違って、その晴れやかに見える表情はとても印象的でした。

娘のシェナイさんがベッティさんの車椅子を押して施設の中に入り、書類を書き上げました。そこからの30分ほどは、最期を迎える部屋で、家族だけで過ごす時間です。エリカ医師も、研修医の杉山医師も席を外しました。もちろん、私もその場を離れました。

30分とは本当にあっという間です。ほどなくして、シェナイさんがドアを開けて顔を見せ、「終わりました」とエリカ医師に告げました。エリカ医師と杉山医師に続くかたちで、私は部屋に入りました。

「準備ができているなら、いつでもこのバルブを開けてください」

エリカ医師がそう言い、ベッティさんはためらうことなく、点滴のバルブを開けました。初めて目にする、人が自らの意思で死を決める瞬間でした。

私はカメラを回し続けていましたが、あとから映像を見て、その時の感情のまま、気持ちが集中するままにカメラを動かしていたことがはっきりとわかりました。

バルブを開ける瞬間から、致死薬がしたたり落ちる点滴へ。そして、ベッティさんとベッティさんを抱いて髪を撫《な》で続けているシェナイさん、ふたりの表情。

バルブを開ける少し前、こんなことがありました。シェナイさんの友人が連れてきていた犬が、何かを察知したのか、ベッティさんのベッドに駆け上っていたのです。犬はベッティさんにしきりに身体をこすりつけていました。

犬の首元を撫で続けるベッティさんの右手から力が抜けていきました。ベッティさんの身体は少しずつ動かなくなっていきました。

ベッティさんは眠りに落ちる直前、大きな声を上げました。しかしそれは、苦しさから上げた声とは思えませんでした。

私はドイツ語に親しみがなく、残念ながらベッティさんと直接の会話をすることはほとんどありませんでしたが、おしゃべりな人ではないことはわかっていました。物静かで慎重な人でした。ベッティさんが上げた声には、その印象から遠い、力強さと声量がありました。

あとでエリカ医師に尋ねると、「こういうケース（その時に大きな声を上げるケース）は経験がない」と。エリカ医師も娘のシェナイさんも、「ベッティさんにはやりたいことがまだまだあった。それができない悔しさがおそらくあの時に爆発したのではないか」と言っていました。

ベッティさんは自分の家でも自分の国でもない場所で最期を迎えました。罹患した病気の苦しさから自分で最期を選ぶことになり、そして自国ドイツではなくスイスという場所、本意ではない場所で逝かざるをえなかった悔しさが、そこにはやはりあふれていたように思います。

警察の検証を待つ部屋で

ベッティさんが最期を迎えた部屋の隣にはまた別のリビングのような部屋がありました。付添人や家族が警察の調査作業が終わるのを待ち、また、火葬場のスタッフが来るのを待つための部屋です。

シェナイさんとシェナイさんの友人ふたりが、ベッティさんの思い出話をしていました。自分で最期を選んでからも、ドイツでの生活はまったく死を感じさせない明るいものだったそうです。みんなで仲良く話をし、犬を本当に可愛がってくれていた、ということでした。

客観的に見れば、この時間は、きわめて事務処理的な時間です。合法化の意味は、「一定の条件の下で行われた自殺幇助は犯罪には問われない」ということです。その証明のために警官が現場検証し、検死官が遺体を調べるのが、家族が別の部屋で待機するという時間です。

しかし私は、この時間がとりわけ娘のシェナイさんの心を楽にしてあげている時間となっているのではないか、と思いました。家族や友人、幇助団体の関係者もそこにいて、最期を迎えたすぐあとにその人の話ができるというのは、家族あるいは友人にとって心の安堵につながる仕組みのひとつになっているのかもしれない、と思ったのです。

警察の作業が終了するまでは、法的公正を担保するために、別の部屋に待機している人たちは外に出ることはできません。それが終了して、火葬場のスタッフが遺体を搬送するために来ることになります。

遺体を最後まで見送る、というのが一般的な日本人の感覚だと思います。シェナイさんとシェナイさんの友人は、検証が終わって警察から許可が出るとすぐに施設を離れ、火葬場のスタッフが搬送するベッティさんの遺体を見送るということはしませんでした。

宗教的な背景からくる違いなのかもしれません。魂はすでに離れているから、ということなのか。遺体にもその人を感じることは、日本人ならではの精神性のひとつなのかもしれません。そんなことを考えながら、私も施設を離れました。

Ⅲ シャールさん

エリカ医師は緩和医療の専門家であり、現在は訪問医療に多くの時間を割いています。私が同行させてもらったのは、エリカ医師が長い間担当してきた、膵臓《すいぞう》癌に罹患している人に対する幇助でした。

シャールさんという老齢の女性で独り身。兄がひとりいました。

シャールさんは、終末医療に特化したホスピスに入院していました。実は、スイスにおいては一般的にホスピスで安楽死を遂げることはできません。ホスピスは自殺幇助を行わない、ということです。

なぜなら、ホスピスの関係者の多くは自殺幇助による安楽死に反対しているからです。自分から死を選ぶ必要はなく緩和医療で人は救える、自殺幇助による安楽死は認めるべきではない、という考え方がホスピスの基本的な立場です。

エリカ医師に同行して、シャールさんの入院先であるホスピスを訪ねました。そこには、シャールさんと彼女の兄がいました。

その日のエリカ医師とシャールさんとの会話はきわめて現実的でした。死んだあと、自分の遺体はどのように処理されるのか、自分の遺産はどのように整理しておくべきか、といった相談が次から次へと出ました。

様々な問題があるようでした。例えば、バーゼル市の規定では、自宅で死亡すると火葬費用は市の税金で賄われるが施設のある隣町で死亡すると実費負担となる、といったことです。

シャールさんには所有する家がありました。家で幇助してもらうのがよいと思うが、のちに家を相続することになる親族にとってはあまりよくない思い出が残る家になってしまうだろう、とシャールさんは考えていました。

シャールさんは結局、費用がかかってもいいからライフサークルの施設で最期を迎えさせてもらえるよう、エリカ医師に話をしていました。

取材の相談は私からしました。フランソワーズさんやベッティさんがそうであったように、シャールさんも「認められていない日本で議論のきっかけとなるのであれば、ぜひ取材してほしい」と言ってくれました。

シャールさんはライフサークルの施設で最期の日を迎えました。付き添ったのは彼女の兄とその夫人でした。

シャールさんに親密な家族はおらず、兄とも疎遠で、久々に連絡を取って付き添いを頼んだようです。シャールさんは、ベッティさんの最期の時のような、家族との30分間を故意につくりませんでした。

短くなっていく煙草

シャールさんは、ライフサークルのスタッフから「最後に何かしたいことはある?」と尋ねられました。「何でもやっていいのよ」と言われた彼女はこう答えました。

「癌になってから我慢していた、煙草が吸いたい」

シャールさんは部屋の外に出て、煙草を吸いました。私はその姿をずっと撮影していました。いつ見返しても、ハッとするほどに美しい彼女の姿がそこには映っています。

「やっと吸えた」と言わんばかりに気持ち良さそうに煙草を吸うシャールさんは、哀愁に満ちた、それでもどこか笑顔に似た表情を浮かべていました。

少しずつ短くなっていく煙草。この煙草が消えるということは、シャールさんが最期の時を迎えるということを意味します。彼女はどのような気持ちで、どのようなことを頭に浮かべて今この時を過ごしているのだろうと考えると、何とも言えない気持ちになりました。

いずれ消えるしかない煙草の今の長さが、まさにシャールさんに残された命の長さでした。しかし、彼女の表情は晴れやかでした。

ゆっくりと煙草を灰皿に押し付け、人生最後の一服を終えたシャールさんはベッドに入り、迷いなくすぐに点滴のバルブを開けました。とても静かな最期でした。

シャールさんは、考えられる限りの現実的な整理を済ませ、自分が望むかたちで、施設で幇助を受けました。彼女の最期の安らかさ、静かさは、そういうところから生まれたものでもあったと思います。

第6章

スイス人医師に教えてもらったこと

普通のヨーロッパ人

ベッティさん、フランソワーズさん、そしてシャールさんの取材を終えたところで、私は希望者の幇助をする立場である、ライフサークルの代表エリカ・プライシヒ医師の取材をしっかりとしておかなければ、と考えました。

それぞれに深い、これだけの数の死に向き合うという仕事に携わる心と頭の中は、私には想像もつかないことでした。残される家族の悲しさや寂しさをその度に受け止めてきたはずですし、死を選ばなければならなくなった人たちのいくつもの苦しみや無念さに寄り添い続けてきたはずです。

そして何より、安楽死の権利許可はエリカ医師の権限の下にあります。

エリカ医師は、私の知る限り常に明るい人です。死というものに向き合っているのに、なぜそれほど明るくしていられるのか、私は単純にそう思っていました。

私はエリカ医師に、「あなたを取材したい」とストレートにお願いしました。あなたの生活を撮りたいのだ、と言うとエリカ医師はすぐに了解してくれました。

まず、エリカ医師の自宅に招いてもらいました。パートナーのマーカスさんとのふたり暮らしです。マーカスさんもライフサークルの関係者で、役員を務めています。ふたりとも60歳を超える年齢です。

それぞれに離婚歴があり、それぞれに成人したお子さんがいます。結婚はしないまま、パートナーの関係として一緒に暮らしている、ということでした。

伺ったのは、シャールさんが最期を迎えた日の夜のことでした。だからといって、自粛するといったような特別な晩を過ごすわけではありません。

ディナーを準備し、乾杯をしてキスを交わす、普通のカップルの時間でした。食事中は他愛のない雑談が繰り返されます。シャールさんの最期の話や安楽死に関する話は一切出ません。

私は、エリカ医師は普通のヨーロッパ人なのだな、と少々妙なところに感心していました。「明日は朝8時30分にここに来て」とエリカ医師に言われ、私は滞在先に戻りました。

できる限り生きてほしい

翌朝、約束の時間に自宅を訪ねると、移動するということで私はエリカ医師の車に同乗しました。車のシートには、救急箱というよりも医療トランクになるのでしょうか、ドラマで観たことのある取っ手のついている大きな四角のケースが積まれていました。中には、医療器具が詰まっているとのことです。

エリカ医師は、「今は自殺幇助の仕事は割合としては非常に少なく、ほとんどは訪問医としての仕事なのよ」と言います。

その日に訪問したのは、おしなべて80代の方々の自宅でした。皆さん、エリカ医師に信頼を置いている様子が明らかでした。安楽死を望んでいるということはまったくなく、「生き続けたい。そのためにエリカ医師の治療を受けたい」と考えている人たちでした。

エリカ医師は決して、安楽死の、誤解を恐れずに言えば教祖的な存在ではありません。訪問医として向き合っている患者たちに安楽死を勧めるようなことはまったくなく、「生きようとする人にはできるだけ長く生きるべく医療行為を施す」という考えのもと訪問医の活動をしています。

「誰もが安楽死をしていい、いつでも安楽死をしていい、などとは考えていない。むしろ、できる限り生きてほしいと考えている」

そんな思いを、次から次へと車で患者の自宅に訪問する道中、熱く語ってくれました。

エリカ医師が来てくれて彼女と話をすることが毎日を過ごすモチベーションになっている、という声を訪問する先々で聞きました。薬はこう飲むと良い、薬を替えてみるのはどうかなど、細かく親身になって診てくれると評判。「自分のことを気遣ってくれていると感じるから、まだまだ頑張ってみようと思える」と皆さんが言うのです。

私はスイスに取材で来るまで、エリカ医師のことはマスメディアの報道やネット記事で知っているだけでした。そこでは、安楽死についてコメントしているエリカ医師しか見ていません。

私には、エリカ医師は積極的な安楽死推進派、いわば安楽死こそが人を救うという信念の持ち主であるとの先入観がありました。しかし決してそういうわけではないということを、私は患者の人たちの実際の声から知りました。

父親の決断をきっかけに

翌日の訪問医療も同行し、密着のかたちでエリカ医師を取材させてもらいました。

先に、杉山医師がエリカ医師から緩和医療の現場も経験しなさいというアドバイスを受けたことに触れましたが、エリカ医師が実際に緩和ケアを行う現場に立ち会ったのは取材を初めて3日目のことでした。

ある患者さんの自宅に到着しました。その方にはいろいろな病気が積み重なっていて、何よりも認知症が進行してしまっていました。「認知症に対しても、緩和ケアは存在する」とのことでした。

緩和ケアを行うホスピスの関係者は安楽死には反対の立場であると聞いていましたから、緩和ケアと安楽死は相容れないものだ、と私は単純にそう考えていました。そこで、私はエリカ医師に「安楽死に携わる医師が緩和ケアを行うこともあるのですか」と質問をしました。

するとエリカ医師は、「もともと緩和ケアが専門なの」と言いました。さらに私は、「どうして安楽死をサポートするようになったのですか」と尋ねました。

エリカ医師の父親の状況がきっかけでした。脳卒中で言語障害となり、エリカ医師の父親は自殺をほのめかすように。「電車に飛び込んで死にたい」という意思を、エリカ医師に伝えたのです。

「このままでは父親にとってよくない結末になる」とエリカ医師は考え、父親に「エグジットという幇助団体がある。そこに申請をして、自分の最期を自分で選ぶという方法はありえる」と話をしました。最終的に彼女の父親はエグジットに依頼し、安楽死を遂げることになります。

エリカ医師は、家族の立場で父親の安楽死に立ち会いました。最期を看取ったあと、彼女は最期を自分で選びたいと考えた父親の娘としての経験、そして医師としての経験から、「自殺幇助という手段は維持されていたほうがいい」という結論に至ったそうです。

エリカ医師は、まずディグニタスという団体に携わったあと、2011年に自分の団体ライフサークルを創設しました。2024年現在、ライフサークルは彼女自身の高齢化などを理由に新規会員の入会登録を停止しています。

ライフサークルは海外の希望者も受け入れる団体です。ただし、エリカ医師は「本来は、自分の国で死の選択ができるほうがいいと考えている。各国からスイスに来ることを決していいことだとは思っていない」と言います。それでも「人は死を選ぶ権利があると考えているから海外からの希望者も受け入れている」とのことでした。

おじいちゃん、おばあちゃんっ子

「思い返せば、私が医師としての人生を歩む物語の第一章は、10歳の時に始まったの」――そう言って、エリカ医師は自身の昔話を始めました。

エリカ医師は幼い頃、たいへんなおじいちゃん、おばあちゃんっ子だったそうです。家族も多く、エリカ医師は5人きょうだいの末っ子でした。

6歳の時に母親を亡くしたということもあって、おじいちゃんとおばあちゃんに可愛がられたとのことでしたが、その中にはエリカ医師自身が祖父母の面倒を見る、ということも含まれていました。きょうだい全員で世話を焼くのですが、「おじいちゃんやおばあちゃんの車椅子を押すのを任されるのが誇らしかったの」と話してくれました。

幼いながら、お年寄りを助けることにやり甲斐を感じていたそうです。そして、「医師になりたい」という夢も当時から持っていたと言います。

資格を取得してから21年間、エリカ医師は緩和ケアを専門とする医師として活動しました。その後、父親の安楽死をきっかけとして自殺幇助に携わるようになります。

したがってエリカ医師は、2024年の時点では医師人生のうち、緩和ケア専門家としての期間のほうが長いことになります。エリカ医師のバランス感覚や判断基準の確かさの理由はこういうところにあるのだな、と私は思いました。

私は当初、エリカ医師の話は鵜呑《うの》みにはできない、ドキュメンタリーにも慎重に収録しなければならない、と考えていました。日本では認められていない安楽死というデリケートなテーマの番組の中に推進派の極端な意見を盛り込むのは危険なことだからです。

エリカ医師を取材する中で、私は彼女の葛藤や自分自身への問いかけの深さというものを知りました。だからといってエリカ医師の主張のすべてを肯定するわけではありませんが、少なくとも私は彼女は信用のできる人だと思いました。それは周囲の人々が寄せる信頼の厚さを見ても明らかでした。

エリカ医師は、安楽死を遂げた人の家族から寄せられる大量の手紙をすべてファイリングしていて、それを見せてくれました。「定期的に読むようにしている」と。

エリカ医師自身、何度か裁判にかけられたことがあり、「その度に大きな精神的負担を負った」と言います。死ぬべきではない人が死んだのではないか、といった疑惑から起こった裁判で、実刑判決を受けたことはありませんが、「ストレスで髪がすべて抜け落ちたこともある」と。

「この人には安楽死の権利を得る資格があると判断してきた中に、間違いは1つもなかったと信じている」とエリカ医師は言います。彼女はまた、「ただし、その判断をする自分の責任の重さを思うとやはり心が落ちることがある」という話もしてくれました。遺族からの手紙はそんな自分の大きな心の支えになっているのだとか。

経験が豊富で、強い女性の見本に見えるエリカ医師でさえ、励まされるものを必要とします。そして、少なくともライフサークルの活動は、彼女の経験と強さがあってこそ成立しているようでした。

エリカ医師の取材を通して、日本で安楽死が認められたとしたらどう制度化されていくのだろう、という疑問は、私の中でさらに複雑になりました。

安楽死の権利の付与を判断する側の責任とその精神的プレッシャーには計り知れないものがあります。いわば人の命の存続を判定するというこの作業を、日本ではいったい誰がどういう権限で行うのだろう……。

おそらく、制度的には海外のケースを参考にして建て付けされるのでしょうが、スイスにおいてさえ、エリカ医師の強さといった医師のメンタルに頼って成立している部分が大きいのです。

現在のプロセスがベストなのか、その結論も出ていません。例えば、安楽死を希望する人が、診断の結果から権利が入手できない、つまり自殺幇助許可が下りないことを悲観して自殺を図ったものの死にきれず、結果、その際の後遺症によってグリーンライトが下りた、というケースも実際にあります。

世界で最も充実していると考えられている国の1つであるスイスの体制においても、エリカ医師が嫌疑をかけられて裁判に至るといった事象が実際に起こります。安楽死の合法化とその維持は簡単なことではないこと、そして、なぜ簡単ではないのかという、その難しさの具体的な姿を、取材を通してエリカ医師に教えてもらいました。

ハンブルクの映画上映会

エリカ医師には1週間、密着取材を行いました。その間に、「ドイツのハンブルクに用事があるのだけれど一緒に来る?」と誘われ、滞在日程を組み直して、1時間ほどのフライトを格安チケットで取って同行したことがありました。

ハンブルクでの用事とは、ある映画上映会への参加でした。

かつてエリカ医師とともに、安楽死の理解を深めるための運動を行っていたジャクリーヌ・ジャンケルというフランス人女性がいました。その晩年を、ジャクリーヌさんの息子であり映画監督のトゥキ・ジャンケルさんが記録し、「JACKIE THE WOLF」というタイトルでドキュメンタリー映画化したのです。エリカ医師は監督のトゥキさんに招待されていました。

この映画は、安楽死を希望する、当時70代半ばのジャクリーヌさんのポートレートです。ジャクリーヌさんは他人から見られる自分というものにこだわりのある人でした。「自分は老いてしまった。苦しむ前に、死を選びたい」と語ります。

フランスでは、映画の撮影時点で、安楽死は認められていません。ジャクリーヌさんはフランス国内で安楽死容認の運動を働きかけると同時に、スイスでの最期を考え、スイスのエリカ医師を訪ねて自殺幇助の具体的な相談を行います。ライフサークルは高齢を判断材料の1つとする団体でした。当然、映像にはエリカ医師も登場しています。

しかし、ジャクリーヌさんは、最終的には母国フランスの自分の家で最期を迎えたいと考えます。周囲の誰にも告げず、おそらくは自分の手で、命を絶ちました。

上映会が終わってエリカ医師とともに監督のトゥキさんを囲んで食事をしました。その際に、翌日、彼がベルリンに移動することを知りました。私もまたベルリンへ移動する必要がありました。そこからパリに発ち、取材の予定があったからです。

トゥキさんがベルリンに移動する列車に合わせ、話を聞きました。「母の選択が正しいものだったかどうか、それはわからない」と彼は語ってくれました。「65歳になったら死ぬつもりだ」という話も聞いていたそうです。

母親のジャクリーヌさんは70歳を超えても、結局、死ぬことはありませんでした。やはり生きたい気持ちがどこかにあり、万事が先延ばし先延ばしになる葛藤の中で暮らしていたのではないか、とトゥキさんは考えていたそうです。

スイスの連邦裁判所は、「判断能力を持つ人であれば、自らの命をいつどのように終えるかを決定する権利がある」と認めています。自殺幇助の許可に、「身体的な疾病による苦しみという条件は必要ない」ということです。

現実的、具体的には、ジャクリーヌさんが考えたように、年齢というものがその条件ともなる、ということでしょう。

　エリカ医師は「医学的見地から、75歳を基準として考える」と言っていました。「人によって差はあれど、その年齢を過ぎるとどうしても人生の質が下がってしまうという現実が許可の要素の1つになる」と。

　年齢をもって最期を考えるということほど難しいことはないように私は思いました。健康でいる中で安楽死を希望する人、そして、その許可を判断する医師という世界であり、日本でまず議論されるべき論点の、はるかその先にある世界のように感じました。

【安楽死とは何か】

■安楽死の定義

「安楽死」という言葉に明確な定義はない。一般的に安楽死には2種類あるとされている。

主に注射器を使って医師が薬剤を投与することで最期を迎えることを「積極的安楽死」、医師が処方した薬剤の入った点滴のバルブを自分で開ける、医師が処方した薬剤を自分で飲むなどの方法で最期を迎えることを「消極的安楽死」と呼んでいる。この「消極的安楽死」とは「自殺幇助」にあたる。

スイスで認められているのは「自殺幇助」のみである。オーストリアもまた「自殺幇助」のみを認めている。

「積極的安楽死」まで認めている国には、オランダ、ルクセンブルク、ベルギー、カナダ、オーストラリア（一部州）、ニュージーランド、スペイン、ポルトガル、コロンビアがある。

アメリカでは、オレゴン州、ワシントン州、モンタナ州、バーモント州、コロラド州、カリフォルニア州、ハワイ州、ニュージャージー州、メイン州、ニューメキシコ、ワシントンDCが「自殺幇助」を認めている。

■「安楽死の権利」とは

「安楽死の権利」という表現は実は解釈が難しい表現である。スイスでは「green light（グリーンライト）」と表現する。right（権利）ではなく、light（信号）だ。日本語の青信号という意味で、権利という意味は含まず、「医学的な判断からあなたは自殺幇助を受けても良いという許可が医師から出ている」という状態を指す。

したがって、自殺幇助そのものはライフサークルのような自殺幇助団体だけが行えるものではなく、許可を出した医師個人も行うことができる。ただし、自殺幇助に至る煩瑣《はんさ》なプロセスを体系化しているのは自殺幇助団体と呼ばれる団体だけであり、希望者は団体の会員となって手順を案内してもらい、実行までの指示を仰ぐことが定型となっている。

なお、医師から許可が出ているからといって、どこでも自殺幇助が受けられるわけではない。「医学的な判断からあなたは自殺幇助を受けて良いという許可」は慣例上自殺幇助団体に所属する医師が出すものであり、したがって自殺幇助は、その医師が所属する自殺幇助団体のみが実行できるということになる。

権利という言葉には「普遍的な」というニュアンスがあるが、安楽死の権利は普遍的なものではない。

また、グリーンライトは、一度手に入れたからといって永続的な効力を持つものでもない。法的に規定されているわけではないがスイスの医師会のガイドラインには「1人以上の医師が実行の2週間以上前に面談する」「加えてもう1人以上の医師が任意の日時に面談する」「最新の診断書を参照した上で前日に意思確認を行う」といったルールが書かれている。ただし、推奨以上のものではないため、詳細の遵守には幅があり、例えばライフサークルのように海外の希望者も受け入れる団体においては、希望者の2週間以上の滞在には無理があるので、対面はネットツールを使ったリモートでの面接に代替される場合がある。いずれにせよ、グリーンライトは最新の情報に上書きされるということだ。

■スイス（ライフサークル）での自殺幇助のプロセス

スイスの幇助団体ライフサークルにおける、自殺幇助を受けるまでのプロセスは次の通りである。

1．会員になる（リビング・ウィルの提出が必要）。

2．パーソナルレター、家族に関する書類、メディカルレポートを提出。

※パーソナルレター：死を望む理由や病況や予後などについて書く書類。

※家族に関する書類：家族が本人の意思を認知しているか、付き添い人として誰が同行するかなどについて書く書類（家族の同意がなくても自殺幇助は受けられるが、トラブルを避けるために事前に家族に通知されている必要がある）。

※メディカルレポートは、6か月以内のもので、すべての病状、予後、現在の処置、処方されている薬などが書かれている必要がある。

3．スイスの医師によって問題ないと判断されれば、ライフサークルからグリーンライトと呼ばれている安楽死の許可が発行される。

4．2人以上のスイスの医師と面談をする必要がある。

※自殺幇助の14日前までには1人目の医師との面談を終える必要があるが、ビデオ

電話などでも可。
※2人目の医師とは対面で行う必要があるため、希望者は自殺幇助の1日前にはスイスに入国・滞在している必要がある。
5．自殺幇助を受けるための費用は10550スイスフラン（約180万円、2024年8月時点）。

■スイスの現状

1942年に自殺幇助を合法としたスイスでは、例えばチューリッヒ州で行われた2011年の自殺幇助の制限・禁止の是非を問う住民投票で約85%が「自殺幇助を認める」とする結果が出るなど、国民の多くは自殺幇助に前向きな意見を持っていると言える。

会員数で観た場合のスイス国内の自殺幇助団体トップ3、エグジット（会員数15万4118人・スイス在住者のみ入会可能）、エグジットA.D.M.D（会員数3万3411人。スイス在住者のみ入会可能）、ディグニタス（会員数1万1856人・外国人入会可能）（各団体の会員数は2022年時点）の試算によると、年間に1500人以上が自殺幇助を受けている。

スイスの人口は2022年時点で881万5千人、死者数は年間7万4425人で、死者数の約2パーセント、50人に1人が自殺幇助によって最期を迎えているという計算になる。

また、日本の最高裁にあたるスイス連邦裁判所は2006年、、判断能力を持つ人であれば、自らの命をいつどのように終えるかを決定する権利がある、と認めた。病気などの身体的な理由がない、つまり健康な状態であっても自殺幇助が認められる可能性がある、ということである。

実際に存在するケースとして、高齢のカップルのどちらかが病気を理由に安楽死を希望して許可された場合、パートナーは身体的に健康であっても安楽死を選択して共に最期を迎えることができる、という場合がある。その際には、パートナーを失うことで「人生のクオリティが下がる」と判断され、グリーンライトが付与される。

■カナダの課題

カナダ連邦政府は2016年に、自殺幇助と積極的安楽死を合法化した。対象は疾患の終末期にある患者に限られていた。

２０２１年３月の法改正で、「不治の重い病気または障害が進行して本人が許容できる条件下では軽減することができない耐え難い苦しみがある人」が新たに対象に加えられた。この年、カナダでは安楽死者数が前年の32パーセント強の増加となった。同年において、カナダの総死者数の３・３パーセントが安楽死者数である、という状況となった。

２０２４年現在、カナダでは、精神障害や精神的な苦痛のみを理由にした安楽死の容認を視野に入れた議論が重ねられている。安楽死の、いわばハードルを下げ続けているカナダでは、その一方で、行き過ぎを懸念する声が大きくなりつつある。

第3部

最期に寄り添う家族の物語

第7章

私のママが決めたこと

マユミさんからの半年越しのメッセージ

2020年から2023年にかけて日本国内とスイスで行った取材を、私は約1時間の番組にまとめました。それが『最期を選ぶ〜安楽死のない国で私たちは〜』とタイトルされたドキュメンタリーです。初めて安楽死をテーマにディレクターを務めた番組でした。

番組には幾人かの方々の映像が映し出されています。実は私は、その方々以外にも幾人もの方々と会って話を伺い、SNSでも情報交換をしてきていました。

話だけならしてもいいが取材はカメラ一切NG、という場合が多いのですが、それだけでもたいへんにありがたく、そこから得た知見は番組の奥行きのようなものに生きることになります。

そうしたことを含めて番組の可能性を高めるために、私のようなディレクターの仕事に就いている人間にはリサーチの作業、つまり探し出すという作業が欠かせません。私は1本目のドキュメンタリーの取材作業と並行して、すでにグリーンライト（安楽死の権利）を持っている日本人、ということを条件にリサーチを重ねていました。

マユミさんは、ツイッター（現・X）上で安楽死について話し、自分はグリーンライトを取得していることを明かしている人でした。コンタクトを取ると、丁寧な、しかしきっぱりとした断りの返信が来ました。2023年の4月上旬のことです。

取材を拒否する理由は明瞭でした。「家族や周囲の人間に迷惑をかけるリスクがある」ということでした。私は返信してくれたことに対するお礼に、「発信したいことが生まれたらいつでも連絡してください」というお願いを添えてメッセージを返しました。

それから半年後のことです。10月20日に、マユミさんからのメッセージが着信しました。2週間ほど前に放送された『最期を選ぶ～安楽死のない国で私たちは～』を観た、というメッセージでした。

「安楽死を考えている自分にはリアル過ぎて断片的にしか目を当てられなかったけれど、あらためて生死について考えるきっかけになった」と。そして、「実は来月、スイスで自殺幇助を受ける」ことが書かれていました。マユミさんは、スイスでの通訳について教えてほしいことがあるという相談とともに、「もし取材が続行中なのであれば受けたいと思う」と書いてくれていました。

2024年6月2日にフジテレビで初回放送されたドキュメンタリー『私のママが決めたこと～命と向き合った家族の記録～』は、このマユミさんと、そのご家族の記録です。

ライフサークルへの3度の予約

マユミさんは、『最期を選ぶ～安楽死のない国で私たちは～』について、自分と同様に安楽死を望む人たちの現実を、できる限りあるがままに発信してくれたという点を評価してくれていました。

マユミさんは悪性の癌に罹患《りかん》していました。

2021年1月に子宮頸癌と診断され、神経内分泌腫瘍という希少癌だと判明。当時、マユミさん一家は自宅を新築する計画を立てていました。土地も決まり仮契約を済ませたところで、マユミさんは自分の体調が良くないことが気になりました。毎年検査には行っていたものの、これと言った病気はなかったマユミさん。念のため検診を受け検査をしたところ、子宮頸癌だということがわかったのです。

手術は成功しましたが、3月には膣に転移していることがわかり抗癌剤治療を開始しました。この時には、抗癌剤の副作用で髪も抜け落ちてしまったといいます。

8月に放射線治療を並行するために入院し、3か月の入院生活の中で安楽死の情報を得ました。

新型コロナウイルス禍の状況であり、家族ともなかなか会えない日々でした。病院での生活に苦痛を感じ、「こんなことの繰り返しで死にたくない」という思いが、安楽死に心が向く大きな理由になったようです。

とはいえ、ネットで検索して目に入る安楽死の情報はまだ自分からは遠いところにあり、手に届くところにはないと感じていたそうです。マユミさんは緩和ケアを考えていましたが、調べていく中で日本人にも安楽死の可能性があることを知りました。

書類の準備を始めたのは入院中のことだったそうです。

10月に退院し、すぐにということではなく、何かあった時のためにという思いから、スイスのライフサークルに対して、安楽死の権利の取得申請を具体的に開始しました。12月に申請のための書類送付をすべて終え、翌2022年の1月にグリーンライトを入手しました。

ただし、この時には自殺幇助の申請はしていません。前年末の検査で癌細胞がほぼ活動していないことがわかったからです。

「権利だけはある」という状態で、10か月ほどは平穏な日々が続きました。

２０２２年11月、膵臓への転移が判明。マユミさんにとって転移したことは受け入れがたい事実で、この時点で1度、12月8日付けでライフサークルに自殺幇助の予約をしています。

この時、マユミさんは夫のマコトさんに話をしています。マコトさんは反対でした。「そういう考えは起こさずに、なんとか頑張ってみようよ」という励ましもあって、12月から放射線治療を開始することになり、ライフサークルの予約はキャンセルしました。


放射線治療でマユミさんの癌は抑えられたように見えました。

しかし年が明けた２０２３年1月、妙な咳が出始め、息苦しさを感じるようになったと言います。翌月、肺に３つ癌が転移していることが判明。化学療法を提案されたもののマユミさんは断念。化学療法の苦しさもももちろんですが、入院生活には耐えられないと考えたからです。

この時点でマユミさんは再度ライフサークルに、3月15日付けで自殺幇助の予約をしました。ただし転移は重い事実でしたが、生活に困難が加わるようなことはなかったそうです。体調に復調も見られたことから、この2回目の予約もキャンセルしています。

4月、マユミさんはリブタヨという新薬の点滴治療を受け始めました。

6月、リブタヨによる治療は良い方向に向かわず、再び放射線治療を開始しました。放射線治療には効果が見られ、特に肺には回復の兆候が見え始めました。

ただ、マユミさんは新たな症状を自覚するようになっていました。身体がフラフラとするのです。

8月、脳のMRIを撮りましたが、この時点では異常もありませんでした。頭の皮膚にできものが生じていることが気がかりでしたが、できもの自体は転移とは関係がないと診断されています。

10月12日、頭のできものがかなり大きくなってきたので検査しました。皮膚に10個ほどの癌が転移していることがわかりました。

10月13日、MRI検査を受けると、脳に転移していることがわかりました。マユミさんは、放射線治療に対して前向きで、すぐに放射線治療を開始しようとしました。

放射線治療は、放射線を患部に確実に照射する必要があるため、患者の頭をしっかりと固定する必要があります。しかしこの時、マユミさんの頭部のできものは、その条件に応えることができないほど大きくなりすぎていました。マユミさんが受けてしまう痛みからも、放射線治療に必要な固定器具を作成することはできないことがわかりました。

放射線治療の可能性はなくなりました。脳に転移した癌の進行も早く、身体への負担は大きくなり続けました。

10月16日、マユミさんは11月のいずれかの日での自殺幇助をライフサークルに申請し、受け入れが決定しました。3度目の申請です。

私に連絡をくれたのは、この4日後、10月20日のことでした。

マユミさんは取材を受けてもいいと思った理由について、「安楽死のために日本からスイスに渡航する人はパーキンソン病をはじめとする神経病患者が多い。私のような癌患者のケースはほとんど取り上げられていない。私のケースが参考になれば」といったことをメッセージに書いてくれていました。

私は、電話で話したい旨を伝えて番号を確認し、その日のうちにマユミさんと話をしました。まず、通訳の紹介や斡旋《あっせん》はしかねるということを伝えました。取材者の立場として、あらゆる意味で誤解を招くような利益供与はできないからです。

そして、どこまでの取材の許可をマユミさんが考えているのかその時にはまだわかっていませんでしたから、リモートでの翌日の面談をお願いしました。

家に来てくれますか？

10月21日、マユミさんとリモートで2時間ほど話をしました。マユミさんは当時44歳で、18歳と12歳の娘さんがいることを知りました。

長女のメイさんは高校3年生ですから受験期の真っ只中《ただ》、次女のマコさんは小学六年生で中学校の新生活を迎えようとしている、という状況。夫のマコトさんは会社勤務のサラリーマンでした。

これだけ若く、また、ごく平均的な構成の家族に囲まれている希望者に会うのは初めてのことでした。

私は、「可能であれば、ご家族にも話を聞かせてもらいたい」旨を尋ねると、「私の取材は問題ないけれど、家族は難しいかもしれない」とマユミさんは答えました。難しい、というのは当然でした。マユミさんは夫のマコトさんにはほのめかしてはいるものの、メイさんとマコさんには安楽死についてその時点ではほとんど何も話していなかったのです。

マユミさんはライフサークルに、翌月中の自殺幇助を予約していました。日付はまだ確定していませんでした。

マユミさんの状況とライフサークル側の状況とを擦り合わせた結果、11月の1日、2日、8日、9日の、4つの選択肢が残っていました。つまり、最短の11月1日に決めるとすれば、あと10日しかないのです。

10月23日に、マユミさんから「ほぼ11月9日で決まりそうです」という連絡がありました。「スイスへの渡航チケットのことも今調べています」という話でした。

マユミさんは翌日の10月24日に渡航チケットを取ると言っていましたが、体調を崩し、「今日は動けない。チケットを取ったらあらためて連絡します」ということになりました。

私は取材者として、当時のこの2日間を非常に緊張して過ごしました。マユミさんのケースは、ごく普通の家庭に生じた、日常から決して遠いところにあるわけではないものとして安楽死を議論するきっかけとなりうるものでした。

本当に取材が実現できるかどうか、それはマユミさんの体調に依存しています。そして、マユミさんの体調は、当然すべてに優先されるべきものでした。

11月6日発のチケットを取り、マユミさんが自分の最期の日を11月9日と決断したのは10月26日のことでした。夫のマコトさんとは、初めてこの件について真剣に話し合った、と言います。

マユミさんはメイさんとマコさんにまだ話せていないとのことでした。

のちに、マコトさんのこの時の気持ちを聞きました。「生きていてほしい」と強く思う一方で、マユミさん自身は決めるのに相当な葛藤と覚悟があったと思い、「ここから先は、わずかにでもその決心を否定するようなことは何ひとつ言うまいと心に決めた」ということでした。

言わずもがな、生きるための努力をしてきたマユミさんを誰よりも近くで、そして支えてきたのはマコトさんでした。

いよいよ10月が終わろうとする頃、渡航前の取材をマユミさんが承諾してくれました。「家に来てくれますか?」と声をかけてくれたのです。

バースデーケーキのサプライズ

11月2日、関西の主要都市にあるマユミさんの自宅を訪ねました。話を伺えることはわかっていましたが、カメラを回していいものかどうかは場合による、という状況でした。

マユミさんの自宅へは最寄駅から歩いて行くつもりでしたが、マユミさんが「駅に着いたら連絡してください。迎えに行きます」というメッセージをくれました。マユミさんは、夫のマコトさんとふたりで駅まで車で来てくれました。マコトさんの運転でした。

私はマコトさんが一緒であることを知りませんでした。マユミさんは、今日の私の取材のことをマコトさんにちゃんと話してくれていた。私はその日は家族とは関係しないところで、ひとまずはマユミさんとだけ話をするものと思っていたのです。

マコトさんは、私がテレビ局関係の人間であることも、撮影の可能性のあることも知ってくれていました。その時点では、「顔が出ないのであれば、撮影してもらってかまわない」と言ってくれました。

「お客さんがいらしたよ」と言いながら、マユミさんは私を自宅に上げてくれました。つまり、娘さんたちも中にいるということです。私はカメラを回しながら、緊張して中に入りました。

ご自宅のリビングルームには、まったく想像していなかった出来事が待っていました。

マユミさんが、「今日、お誕生日?」と私に尋ねました。確かにその日、11月2日は私の誕生日でした。しかし、そんな話をマユミさんと交わした記憶はありません。

マユミさんは、SNSで私が公開しているプロフィールや過去に制作した番組に関する私自身への取材記事の情報で、私の誕生日を調べてくれていたのです。

マユミさんはなんと、私のためにバースデーケーキを用意してくれていました。

「30歳で合っていますか?」と言いながら、キッチンに立ったマユミさんはケーキにろうそくを立て始めました。「30」という数字のろうそくを用意してくれていたのです。

マユミさんは、「ケーキを食べよう」と娘さんたちの部屋に声をかけました。姉のメイさん、妹のマコさんがリビングにやってきて、マユミさんとともにハッピーバースデートゥユーを歌ってくれました。

夫のマコトさんも、恥ずかしそうにしながらその場にいてくれました。私は4人のマユミさんのご家族に、30歳の節目の誕生日を祝ってもらったのです。

私はその日にメイさんとマコさんに会えるとは思っていませんでした。正直に言えば、心の準備がほとんどできていませんでした。

自分の母親が安楽死を決めた、それも十代の娘さんに対峙《たいじ》するのです。まず、どんな言葉をかけたらいいのか、私の引き出しにはそれに対応できるほどの余裕も経験もありませんでした。そもそも、マユミさんがどこまで自身の決断について娘さんたちに話しているのか、この時点では何も知りませんでした。

今までに経験したことのない緊張感がありました。「今、何を口にするべきか」という自問自答が頭の中を駆け巡っていました。

リビングのテーブルで、マユミさん家族と私と、5人でケーキを囲みました。私は、安楽死について口にすることはできませんでした。メイさんとマコさんの学校生活をはじめ、日常的な話をしながら、飲み物と一緒にケーキを食べ終え、娘さんたちは自分の部屋に戻りました。

その日は、メイさんとマコさんにマユミさんの安楽死についての話を聞く勇気はまったく持ち合わせていませんでした。

第8章

母と娘、妻と夫

普通の家族の日常の中に

娘さんたちが部屋に戻ったあと、マユミさんに「安楽死を希望したこと」「最期を決心したこと」について話を聞き始めました。夫のマコトさんも、終始そばにいました。

「娘たちにも話をした」とマユミさんは言いました。「11月6日にスイスに渡航して、11月9日に実行するという日程も詳しく伝えた」ということでした。

そもそもマユミさん自身が心を決めたこと自体、ここ3週間での出来事。メイさんとマコさんが現実を知ったのはさらに直近のことでした。この日にはふたりとも、1週間後に母親が人生の幕を閉じることがわかっていたのです。

マユミさんが最期を決めた11月9日の翌週には、姉のメイさんの大学の推薦入試が控えていました。

「受験に影響は出てしまうだろうけど、どうしたらその影響を少しでも少なくできるだろうか、そのためにはいつ、どのように伝えるのがいいだろうかかなど、様々なことが頭に浮かんで、娘たちに打ち明けるのに時間がかかった」とマユミさん。本当にごく一般的な家庭の日常生活の中にマユミさんの安楽死はありました。

長女のメイさんはすぐに理解してくれたそうです。「闘病生活をつぶさに見てきてくれていたからでしょう」とマユミさんは言いました。自分の最期を自分で決めることにしたことに、「ママはすごいよ」と言ってくれたそうです。

次女のマコさんは、何も言わないけれども、「受け入れられないでいる、ということはわかっている」とマユミさんは言いました。

もちろん、「ふたりとも心の中では、スイスに行ってほしくないと思っているはず」ということもマユミさんはわかっています。

マユミさん家族にとって、そしておそらく日本のどの家族にとっても、安楽死というものとの正しい向き合い方が当然ながらわからず、全員が戸惑いながら、それでも最善のかたちを探り合っているように私の目には映りました。家族の中にも、一種の緊張感があったことは確かです。

こぼれ落ちるチャーハン

マユミさんが安楽死を決めたのは、癌が脳に転移したことに大きな理由がありました。頭に大きなできものができたのは癌のせいだろうということは薄々感じていましたが、1か月ほど前にMRIをとり、皮膚への転移であること、さらには脳への転移もあることが判明したのです。

治療を進めることができるという実感が、過去2回、安楽死を見送った理由。しかし、脳に転移した癌の治療を進めることはできませんでした。

先に述べたように、放射線治療の準備を始めましたが、頭のできものの大きさと痛みのために、治療に必要な固定具を作ることが不可能だったからです。

脳への転移による影響で、マユミさんは視界の左下がほとんど見えなくなっていました。

マユミさんは夕食の用意をはじめチャーハンを炒めるのですが、まさに彼女の視界の左下にあたると思われるところで、フライパンからチャーハンがぼろぼろとこぼれ落ちるのです。炊飯器の水量の目盛りも確認できなくなっていて、マコトさんに水量の確認をしていました。

「人間は目で見ているのではなくて脳で見ているのだということが初めてわかった」とマユミさんは言っていました。脳に転移してから、身体への支障を格段に感じるようになったそうです。

マユミさん一家は、実に普通のご家族でした。4人でテレビゲームをするのが好きという仲良し家族。この日も、私がマユミさんへのインタビューを済ませると、4人とも顔を揃えてマリオカートやスプラトゥーンで勝敗を争い、歓声を上げていました。

マユミさんはごく普通の明るいお母さんでした。私は、カメラを回しているからあえて明るく振る舞っているのかもしれない、と最初は思いました。しかし、一緒にいるメイさんとマコさん、マコトさんのごく自然な様子を見れば、それがいつものマユミさんであることは明らかでした。

私は、この4人家族に安楽死という状況が訪れるのか、という不思議な感覚の中で、半ば信じられない気持ちでカメラを回していました。誰かがもの思いに沈むこともありませんでした。

あとから思ったことですが、家族4人がいつものままお互いがお互いに変わることなく明るく接していたのは、その時にはそれぞれがそれぞれの覚悟を決め終わっていたからなのでしょう。

何より、マユミさんの気丈さは格別でした。メイさんもマコさんもマコトさんも、マユミさんがそうなら周りでくよくよしているわけにはいかない、と考えていたのだろうと思います。

この日の4日後、11月6日にマユミさんはスイスに旅立つことになっていました。

横浜のファミレスで

渡航の前日、11月5日は日曜日でした。マユミさんは関西から成田に移動して前泊し、翌日の月曜日、6日にスイスへ渡航する予定になっていました。

メイさんとマコさんは関西の自宅でお別れをする、ということになっていました。つまり、「スイスにも同行しないし、空港での見送りもしない」ということです。

私は日曜日の生放送番組を担当していた関係から、日曜日に会いに行くことはできなかったのですが、マユミさんからメイさんもマコさんも成田に一緒に来ることになった、という連絡をもらいました。「ぎりぎりまで一緒にいよう」――姉妹で、そして家族で話し合って出した結論だったそうです。

前泊先は成田空港近くのホテルでした。マユミさんとメイさん、マコさん、マコトさん、そして義母にあたるマコトさんの母親が一緒でした。誤解を招かないために付け加えると、マユミさんの両親は高齢による病気で、一緒に成田まで来れる状況ではなかったということです。

関西の自宅から成田までは車で移動したそうです。周囲への気遣いも心配もなくプライベートをゆっくり過ごすことができるということもありますが、それ以上に「国内線の短い時間ではあっても、飛行機の気圧の変化で脳の癌に影響が出るのが怖い」というマユミさんの思いもあったようです。

もちろん、スイスへの渡航も同様で、国内線よりはるかに長いフライト時間を覚悟しなければなりませんが、リスクは最低限に抑える必要があります。

日曜日の晩、マユミさん一家は食事をとるために横浜で高速道路から降りましたが、時間は夜9時ごろ。行こうと決めていたレストランには入れず、近くのファミリーレストランで一家揃っての最後の夕食をとりました。

その翌日、「まさか日本での最後の晩餐《ばんさん》が、ファミレスになるなんて」と笑いながらマユミさんは教えてくれました。「でも、おいしかったですよ」と明るく話すマユミさんの姿を見て、私はただただ、彼女の強さと覚悟を痛感するばかりでした。安楽死に向けての渡航を控える患者だと、彼女を見て思う人はきっといないでしょう。

好きなように生きなさい

私は11月6日月曜日の早朝、成田空港近くのホテルに行き、マユミさん一家に合流しました。初対面だったマコトさんのお母さんに挨拶をしました。

マユミさんにとっては義母にあたるその方が、4人家族の最後の時を可能な限り邪魔しないように振る舞っていたのが印象的でした。私とは言葉を尽くして話してくれるのですが、息子の家族を前にすると、ただただじっと見守っているのです。

別れの当日です。メイさんの顔にもマコさんの顔にも、悲しみの表情はありませんでした。

フライトの1時間前には保安検査場を通る必要があります。マユミさん一家と私は、さらにその1時間前、つまりフライトの時間の2時間と少し前に空港に入りました。

マユミさんの右にメイさんが、左にマコさんがつき、マユミさんは時に腕をとられ、お互いに手を握りながら空港の中を移動しました。マコトさんはその側で、残り時間を誰に向かってということもなく知らせながら、あとになり先になりついていきます。

保安検査場の入口までやってきました。「手紙を書いてきた」と、メイさんとマコさん。マユミさんも手紙を書いてきていました。

お互いに手紙を交換して、マユミさん一家は保安検査場の前で残された時間を過ごしました。「あと12分」とマコトさんが言い、「何か言っとかなあかんことある?」とマユミさんに尋ねました。

「何やろうね」とマユミさん。何を話したらいいのだろうという、それは本当に正直な気持ちだったと思います。

「別になんとでもなるし、なんとでもなるから、好きなように生きたらいいと思います」と、マユミさんはメイさんとマコさんにそう伝えました。

一家に涙はありませんでした。のちに私は、メイさんとマコさんから「ホテルでお母さんが、悲しい別れにしたくないと言っていた。ふたりで話して、こういうふうにしよう、ああいうふうにしようと決めていた」と聞きました。

マユミさんは、メイさんと抱き合い、マコさんと抱き合い、一度はもう保安検査場に向かいかけながら、再びふたりと抱き合いました。

マユミさんとマコトさんはいよいよ保安検査場に向かいました。マユミさんとマコトさんが背中を見せ少し離れた時、メイさんとマコさんは後ろを向き、初めて顔を覆って泣き始めました。

保安検査場には、まだマユミさんとマコトさんの姿が見えました。メイさんとマコさんは、泣き顔を隠して、保安検査場に近づいていきました。

ポケットから急いでスマートフォンを取り出し、お母さんの最後の姿をカメラに収めようと慌てながら、お互いに手をふり合って別れを交わしました。

「お母さんの写真をたくさん撮ってきてくださいね」

メイさんとマコさんは、私にそう言ってくれました。

飛行機の中、12歳の娘から届いたＬＩＮＥ

娘さんたちと実際に顔を合わせるのはこれが最後になる空港での別れのあと、マユミさんとマコトさんはスイスに向かう飛行機に搭乗しました。私も同じ便でスイスに向かいました。

その飛行機の中でのことです。次女のマコさんからマユミさんにＬＩＮＥのメッセージが届きました。マユミさんは、渡航前、飛行機の中でＷｉ－Ｆｉが使えるのかどうか、しきりに気にしていました。

マユミさん一家は、家族4人のLINEグループと、家族それぞれの間の個別LINEを利用していました。4人のLINEではあいかわらず、他愛のない、しかし明るいやりとりが続いていました。

個別LINEでマコさんからメッセージが届きました。

「ママは安楽死したいの?」と。

マユミさんとマコさんの間でやりとりが続きました。

母「しなくてもいいならしたくないけど安楽死しなくてももうすぐ死んじゃうんだよ」
次女「可能性は一個もないん?」
母「ない」「だから少しでもいい形でみんなとお別れしたくてママの苦しんでいる姿を見せたくないなと思っていっぱい悩んだけど安楽死を選びました」「末期がんていってここまできたらあとは死を待つだけやねん」
次女「そうなの」「じゃあ」「もしまこたちがとめててもやった?」

母「それは難しい質問ですね。あと1ヶ月長く生きれたとしてそれは面会もできない病院にずっと入院してたり、家にいても痛くて泣き叫んだり脳の病気だから性格が変わってしまうんだけど今のママとは別人の例えばずっと怒鳴り散らしたり」「そういうことがこれから起こってくるけどみんなはそれをどう思う？ってもっと話し合ってたかもしれない」

次女「そっか」

母「まこはやっぱり安楽死なんかしてほしくなかったよね」

次女「うん」

母「それはほんとにごめんね」

次女「大丈夫」

母「病気になったのがごめん」

次女「大丈夫」「ママは悪くない」

母「ママはどうしたらよかったのか答えがないんだよ」「どれを選んでも悲しいからさ」

次女「もうちょっとするの遅くできなかったの？」

母「それもわからない」
次女「できたかもしれないん？」
母「うん。でもこれ以上遅かったらスイスに行けなくなってたかもしれない」

マユミさんはマコさんとのやりとりのスクリーンショットを、私に送ってくれました。「これが次女の本心だと思います」とマユミさんは言い、「同じ状況にある人たちの参考になるのであれば使ってください」と言ってくれました。

マコさんには母親のマユミさんに面と向かって聞けなかったことがたくさんあったようです。空港でお別れをしたあとで、もう質問していいのだ、または、聞いておかなければならない、と思い、12歳の小学生にとってはおそらくは計り知れないたいへんな決心をしてマユミさんとの個別LINEにメッセージしたのだと思います。

私は、マユミさん一家はそれぞれに覚悟を決めた強い家族だと思っていましたし、実際にその通りだと思います。しかし、その覚悟と強さというのは、答えが出ることなどないのにもかかわらず、それでも最後の最後まで何が正解なのか悩み続ける、その苦しみから生まれているものなのだ、ということを私はマコさんのLINEに教えられた思いがしました。

最終面談でも出ていなかった答え

マユミさんを乗せた飛行機はチューリッヒ空港に到着しました。空港からタクシーに1時間ほど乗り、バーゼル市に着いたのは夕方6時頃でした。

マユミさんとマコトさんは、市内の「Hotel im Schlosspark」というホテルに投宿しました。私も、同じホテルに部屋を取りました。

7日に、ライフサークルの担当医師がホテルに面談に来ました。マユミさんの最終的な意志を確認するための面談です。診断書もあらためて確認され、最終的な許可の判断がなされました。

担当医師は、「娘たちが同行しなかったのはなぜか」を気にしていました。「あなたが来てほしくなかったのか、娘さんたちが来ることを拒んだのか」ということです。

マユミさんは、「答えは今もまだ出ていない」と答えます。「来てもらったほうがいいのか、来ないほうがいいのか、答えが出ないまま時間が迫ってしまった」とマユミさんは説明しました。

「もちろん、母親の安楽死は娘たちのこれからの考え方や生き方に影響するだろう。それは少なくとも了解しておかなければならないが、ここに連れてきて、実際に自分が安楽死を遂げる姿を見せてしまうことは、必要以上に将来に影響を与えてしまうことになるのではないか」とマユミさんは考えたそうです。

「最期を見せることがいいことかどうか自分にはわからない。とうとう答えは出ませんでした」とマユミさんは医師に説明しました。

この時点では、付添人を務めるマコトさんだけが、家族としてマユミさんを看取ることになっていました。

医師の最終面談が終了すれば、あとは実行のその時を待つだけ。最終面談は7日の午前中に終了し、7日の午後と8日の1日が、マユミさんに残された時間になりました。

お土産のチョコレート

面談が終わると、マユミさんが「散歩がしたい」と言いました。

マユミさんとマコトさんは、ふたりで海外に出るのはこれが初めてのことでした。

ふたりで旅をするということも、結婚以来、初めてのことです。

ふたりは2003年の大晦日に入籍。その後すぐに、メイさんを授かったということもあります。マユミさんとマコトさんは、結婚以来、お互い仕事に忙しい日々を送り続けてきました。マユミさんとマコトさんはIT関係の仕事をしていました。

マユミさんは、神戸大学の建築科を卒業しています。建築物はマユミさんが専門的に興味を寄せるところで、「ヨーロッパの建物を見て歩きたい」ということでした。おそらくは日本にいるメイさんとマコさんに見せたいという思いからでしょう、マユミさんはバーゼル市内の建物の写真をたくさん撮り続けていました。

バーゼル市は、ライン川の景観でも知られています。マユミさんは、「ライン川のほとりにあるカフェに行きたい」と言いました。その前に昼食を食べましょうということになり、私もご一緒させてもらいました。

「普通に旅行できたら、すごく楽しいよね。今も、まあまあ楽しいけど」

マユミさんがそう言いました。「そうやな」と笑顔でその言葉を受け止めるマコトさんの心情は、私には当然想像もできないものでした。

昼食を済ませたあと、お土産を買いたいというマユミさんのために、レストランの近くにあった大きなスーパーマーケットに立ち寄りました。

マユミさんは、「これは娘の友だち用。これはママ友用」と口にしながら、箱入りのチョコレートを選びました。チョコレートの箱はかなりの量になりました。

それも、それぞれ種類が違っていました。贈る相手を頭に浮かべながらだろうと思います。一人ひとりの好みや趣味に合わせてマユミさんは選んでいたようです。

すべて自分が亡くなったあとのためのお土産です。自分の死後の準備を淡々と、しかも念を入れて行うマユミさんの姿。私には衝撃の連続でした。

スーパーマーケットには30分ほど滞在しました。マユミさんはできものができている頭を保護するためにいつもは大きな帽子を着用しているのですが、その日は帽子を被《かぶ》らずに外出していました。

私はスーパーマーケットを歩くマユミさんの後ろを、カメラを回しながらついていっていました。その時に、初めてマユミさんの頭のできものの大きさに気がつきました。

私は、関西の自宅で話を聞いた時のことを思い出しました。マユミさんは、「頭に今できているできものと同じように自分の脳が癌でパンパンになって死んでいくのかと思うと、それはきつすぎる」と言っていたのです。

買い物を終え、ライン川のカフェに行く話になりましたが、マユミさんは「ホテルに戻りたい」と言いました。当然の話ですが体調がいいはずはなく、ちょっと体調が悪くなってしまって、ということでした。

その場所からライン川のほとりのカフェまで歩いてほんの数分でしたが、体調を優先し、その日は断念。

マユミさんとマコトさんは、トラム（路面電車）で移動していました。バーゼル市のトラムは複数ある路線を乗り継いでいくことで目的地にたどり着くのが基本です。マユミさんとマコトさんは、細かく乗り換えながら、ゆっくりと時間をかけてホテルに戻りました。

「ライン川のカフェには、明日、行きましょう」という話をしてその日、私はふたりと別れました。

最後の晩餐はやっぱり日本食

11月8日は、マユミさんは観光で1日を使うつもりだったようです。滞在しているバーゼルから電車で1時間半ほどのところにあるルツェルンに行く予定を立てていました。ルツェルンは、ルツェルン湖とアルプスの景色を控えた中世建築が並ぶ古都で、スイスを代表する観光名所です。

「ホテルの1階フロント前で、朝9時に会いましょう」と約束をしていたのですが、マユミさんはなかなか下りて来ませんでした。

マコトさんから連絡があり、マユミさんはかなり体調が悪く、「ベッドからも出られない状態」とのことでした。午前中は様子を見ることになりました。

マコトさんも食事も取れない状況だろうと思い、私は買い出しを申し出ました。すると、ホテルの向かいにある日本寿司レストランにテイクアウトを買いに行くつもりだ、という話でしたので同行させてもらいました。

マユミさんの分も含めて食事を調達しながら、マコトさんに話を聞きました。マユミさんの疾患は温度差に大きな影響を受けるらしいのです。シャワーを浴びたところ、湯の温度の影響で体調を崩し、シャワールームで倒れてしまった、ということでした。その日は快晴に近い天気。「ルツェルン行くことができたら妻にとっても本当に良かったのに」とマコトさんは言いました。

夕方にでもマユミさんが言っていたライン川のほとりのカフェに行きましょう、という話をマコトさんとしていましたが、結局そのまま夜を迎えました。

夜の8時頃、マユミさんから電話をもらいました。「長時間眠ったらだいぶよくなった。せっかくなので、外出して食事しようと思う」と、ふたりはホテルを出ました。昼もそこのテイクアウトでしたが、ホテルの向かいにある日本寿司レストランに、マユミさんとマコトさんは向かいました。

これがふたりの最後の晩餐になります。私は少しだけ話を伺って早々に引き上げようとしましたが、マユミさんもマコトさんも「せっかくなので、ぜひ一緒に食べてください」と誘ってくれました。寿司が盛られた大皿を3人で囲み、私も少しだけつまみました。

マユミさんとマコトさんは、今後の話をしていました。最期を迎えることでマユミさんの保険が下りることになっている、といったたいへん具体的で現実的な話でした。

マユミさんは、「学費は保険で賄えると思うから、家のことはあなたがどうにかしてね」とマコトさんに言うのです。それに対してマコトさんは、「家のことはわからないな、でも卒業はちゃんとさせますよ」といった具合に淡々と答えるのでした。

当然ですが、スイスから日本に帰るのはマコトさんひとり。マコトさんは海外渡航には慣れておらず、英語も得意ではありませんでした。

「帰りの飛行機、大丈夫？」

マユミさんはマコトさんにそうしたことも尋ねるのです。ポーランド乗り換えで、乗り換え時間も1時間しかないフライトスケジュールのようでした。「大丈夫かなあ」と、マユミさんは何度も何度もマコトさんの帰国のことを心配していました。

自分の死後を心配する余裕はどこからくるのだろう、と思う一方で、マユミさんの心配は自分のことよりも残される家族のことなのだな、ということが強く伝わってきました。マユミさんはとりわけ家族思いの妻であり、母でした。

食事を終えてホテルに戻ると、「これからしてもらいたいことをリスト化している」話をマユミさんがしてくれ、部屋で見せてくれるというのです。

「これからしてもらいたいこと」リスト

私は、マユミさんとマコトさんが宿泊している部屋に向かいました。デスクの上にパソコンがあり、マユミさんはエクセルファイルを開きました。

そこには、整然とした表組みのリスト内に、いついつにこの人たちにこのように連絡をしてほしい、ということが整理されていました。

仏壇についての記載もありました。「旧式の仏壇はインテリア的に嫌なので、可愛いものにしてください」という依頼が、サンプル写真付きで整理されていました。お墓の候補も写真付きでリストにしてありました。

マユミさんが利用してきたネットサービスのアカウントや登録メールアドレス、パスワードも同様にきれいに並んでいました。

そうした情報を、マユミさんはタブの一つひとつに分類してきっちりと整理していました。マユミさんが仕事のできた人であっただろうことは、想像に難くないことです。

そして、マユミさんから私に大切な指示があったのはこのエクセルのシートを前にしている時でした。「放送のことなんですけど」と、マユミさんは切り出しました。「顔を隠す必要はないな、と思っています。顔は隠さなくていいです。そのほうが伝わると思うので」

マユミさんはそう言ってくれました。私はマコトさんにも確認しました。するとマコトさんも、「妻が顔を出すなら、僕も出してもらって構いません」と言ってくれました。

パソコンの横には、筆記用具が並んでいました。尋ねると、「手紙を書いている」とのこと。「30通ほどは書いています。夏休みの宿題状態です」と言って笑うのです。自分の最期の直前にあって、マユミさんは自分以外の人のことばかり考えている、と私は思いました。

メイさんとマコさんの顔の公開について、「娘たちに希望を確認してください」とマユミさんからその時言われました。帰国後、私はメイさんとマコさんと会って話をしました。未成年者の映像です。特に慎重に扱う必要がありました。

「私たちはお母さんの考え方をサポートする。お母さんの安楽死を隠すつもりもまったくない」「顔は出してもらって構わない」と言ってくれたのです。

娘たちに残したボイスメッセージ

マユミさんは空港で娘さんたちと別れる時、ふたりと約束したことがありました。「ボイスメッセージを送ってほしい」と言われていたのです。

「やり方がわからないので手伝ってください」とマユミさんに頼まれ、私が端末を操作してメッセージを記録することになりました。

メイさんとマコさんから、ボイスメッセージ（マユミさんの肉声）で残してほしい言葉のリストが送られてきていました。

「おはよう。おやすみ」から始まり、「大好きだよ」、そして娘さんたちの名前など、たくさんありました。

私は、マコトさんにはリクエストはないのか、尋ねました。表情から察して、何かありそうでした。

マコトさんは口数の少ないタイプの人です。どちらかといえば、マユミさんが主導して物事を進めるかたちの家族でした。

「聞いたことないけど……。愛してる」

マコトさんがそう言いました。

マユミさんが照れながら、「愛してる」と言うと、「もっと真剣に」というマコトさんからのリクエストが。マユミさんは、またしても照れながら、それでも姿勢を正して言い直しました。

ボイスメッセージの収録は、明るく、笑顔にあふれたもので終わりました。

「自分から言っておきたいことは？」とマコトさんから尋ねられた時、マユミさんは考え込んだままでした。結局、マユミさんが言っておきたいこと、というのは録音されないまま、収録は終わっています。

私は部屋を去る前に、今の率直な気持ちを最後に聞かせてほしい、と伝えました。

マユミさんは、「娘たちのことでやはり悔しい思いがある」と話し始めてくれました。そして、「娘たちはいつも励ましの言葉を私にかけてくれた」と。

「すごくいろいろ考えていて、子どもなりに、その時々で、私がほしいと思っているんだろうなっていう言葉を、ずっとかけてくれてきていて」

マユミさんの目が潤み始め、やがてその涙があふれ出しました。

「本心ではないところもあると思うんですけど、それでも、応援ではないんですけど、受け入れようとしてくれて。そういうふうに言ってくれるのはありがたい一方で、私自身はもうこれから、逆に、返せるものっていうのがなくなっちゃうので、残念っていうか、悔しい」

私は安楽死を決めた自分のことについてさえ淡々と、いわば人ごとのように話す気丈なマユミさんしか知りませんでした。最後の晩、娘さんたちのことについて話してくれた時に初めて、涙を浮かべるマユミさんを私は知ったのです。

私はマユミさんから、明日は娘たちと電話をつなげたままでいていいものかどうか尋ねられました。私は、「施設のほうは問題ないと思います」と答えました。

「娘たちはどうしたいのか、聞いておきます」とマユミさんは言いました。

第9章

ピアノソナタ第8番「悲愴」第2楽章

ママ、大丈夫？

11月9日は、朝8時30分に1階フロント前でマユミさん、マコトさんと会いました。マユミさんは疲れているように見えました。完全に徹夜をした、というのです。マコトさんと、出会った時から今までのことを布団の中で語り合って朝を迎えた、とのことでした。

通訳のスタッフがホテルに来ていました。予約していたタクシーに、マユミさんとマコトさん、通訳の人と私とで乗り、ライフサークルの施設へ向かいました。施設には20分ほどで到着しました。

昨晩、娘さんたちは、電話をつないでほしい、と返答したそうです。施設に着くとすぐに電話をつなぎ、マユミさんとメイさん、マコさんは端末で顔を合わせました。必要な書類の記入を終えると、私も含めてパスポートの提出を求められました。警察の検証作業に必要になるのです。

点滴の準備が始まりました。マユミさんは通訳を介して医師の指示を受けながら、自分の左腕に点滴が装着されるのを待ちました。淡々とした様子に変わりはありませんでした。

　前日から一睡もしていないせいもあったのかもしれません。マコトさんはまるで魂が抜けたような表情で、マユミさんの左腕に点滴が装着されていく様子を見つめていました。

　マユミさんは、「点滴の準備が終わりました」と端末のメイさんとマコさんに報告しました。

「ママ、大丈夫？」

　端末からは、まったく同じ気遣いの言葉を同時にそう言う、メイさんとマコさんの声が聞こえました。

　点滴の装着が終われば、あとに残されているのは、「バルブを自分で開ける」ということだけです。「家族だけの時間が必要であればお待ちします」という施設の申し出に、マユミさんとマコトさんは、そうしたい旨を答えました。

　施設からは、「30分ほど待ちます」と言われました。それ以上の時間になると、点滴が送り込んでいるのは、今は生理食塩水だけであるにせよ、血管に悪影響が出る、ということでした。

マユミさんとマコトさん、メイさんとマコさんだけの時間をつくるために、通訳と施設のスタッフ、そして私も部屋を出て、ドアを閉じました。

また会おう

マユミさんとマコトさんのいる部屋のドアは、かなりの時間が経《た》っても開きませんでした。1時間ほどが経とうとするのに、スタッフに声がかかりません。みな、当然、別れを惜しむ気持ちとその時間を尊重したいと思っています。ただ、マユミさんに迷いが生じた可能性もスタッフたちは心配していました。担当医師は、「もちろん中止することもできる」と言いました。

通訳の方が、「それも含めて確認する」と言い、ドアをノックしました。

通訳の方のためらう気持ちが手に取るようにわかりました。ドアを押し開けると、中から、ピアノの音が聞こえました。

「この曲が終わったら、ベッド行こうかな、と」

マユミさんが言いました。流れていたのは、ベートーベンのピアノソナタ第8番第2楽章でした。「悲愴《ひそう》」というタイトルで知られている曲です。

部屋のドアが再び閉じられると、ほどなくしてマコトさんが部屋から出てきました。

「お願いします」

マコトさんはそう言いました。

マユミさんは、マコトさん、メイさん、マコさんとともに、ベートーベンのピアノソナタを繰り返し聴いていたようです。のちにマコトさんから、「これが終わったらベッドへ行くね、ということを何回繰り返したかわからない」と聞きました。終わるたびに、「もう1回聴こう」というメイさんとマコさんのリクエストが続いたということです。


医師と通訳の方、そして私は再び、マユミさんのところへ行きました。マユミさんはベッドに腰掛けます。

「大好き」

「大丈夫だよ、ママ」

マコトさんがマユミさんに向けてあげている端末から、メイさんとマコさんの涙声が聞こえました。

「ありがと」

マユミさんは、微笑みながらそう言って、わずかに涙を拭いました。

マユミさんはベッドに入りました。横になったマユミさんの顔から家族だけでいる間、マユミさんがずいぶんと泣いたことは明らかでした。目は赤らんでいました。

医師が、あらためてマユミさんの意志を確認しました。精神状態は正常か、また、認知症になっていないかなどを確認するためです。通訳の方がサポートしながら、やりとりはすべて英語で行われました。


「点滴を開けたらどうなるか、わかっていますか?」

「はい、わかっています」

「どうなりますか?」

「私は死にます」

「それがあなたの望みなのですね?」

マユミさんは数度、うなずきました。

「死を望む気持ちが確かなら、この点滴を開けていいですよ」

そう言って医師は、バルブのありかをあらためてマユミさんに確認させました。バルブはプラスチック製でオレンジ色をしていました。マユミさんはバルブを左手に持ち、開けるコックの部分に右手を当てていました。

私はすでに何度か現場に立ち会ってきていました。医師からの案内があると、すぐにバルブを開けるケースがほとんどでした。

私は、あらためて覚悟を必要としているマユミさんを感じました。

マユミさんはしばらくバルブを見つめていました。家族に、そして自分に何か言い残したことはないか、やり残したことはないか、様々な考えが巡っているように見えました。

マコトさんがまず一番に、バルブを開ける決心がついたことを察したのだと思います。「ありがとうな」とマコトさんが声をかけ、ほとんど同時にマユミさんが「ありがとう」と言いました。そして、メイさん、マコさんが「ありがとう、バイバイ」と言う声が端末から聞こえました。

「また会おう」

メイさんとマコさんが声を揃えてそう言い、マユミさんが「じゃあ開けるね」と言いました。

「大丈夫だよ、ママ。大好き」

マユミさんはバルブを開けました。マユミさんがマコトさんの肩に内側から手を伸ばし、マコトさんはマユミさんの上半身を抱きしめました。マユミさんは右手でマコトさんの肩を叩き続けていました。

「出会ってくれて、ありがとう」

マコトさんがそう言いました。

声が少しずつ弱まっていく中で、

「ママ、スイスに行っていいよ、って言ってくれてありがとう」

と、マユミさんが言いました。

「みんな、元気でね」

それが最後の言葉でした。眠りに落ちて、マコトさんの肩を叩き続けていたマユミさんの右手が静かになりました。

「よく頑張った」

「大好きだよ」

私は、マユミさん、マコトさん、メイさん、マコさんの家族に、成熟した何かを感じました。最期の時、マユミさんのベッドには、感謝の言葉があふれていました。

「また会おう」という言葉は、メイさんとマコさんが、そう言ってお別れしようとふたりで話し合って決めていたものだと思います。

医師から臨終の告知がありました。マコトさんはベッドの横に座って、しばらく下を向いたままでいました。マユミさんの最期をあらためて自分に納得させていたのだと思います。

よく頑張った

施設のスタッフから、施設から出ることだけはできないけれども好きにしていてもらってよい、という告知がありました。

マコトさんは、「家族だけで話させてください」と言い、メイさん、マコさんと繋がったままの端末を、ベッドで眠っているマユミさんの膝下に置き直しました。

父「3年間ずっと頑張ってきたからな。よう頑張ってくれて」
長女「本当だったら1年ももたないみたいな」
父「本当はもう去年の秋の時点で、もうかなり難しかったけど、頑張ってくれた」
長女「頑張ってくれた」
父「8月とか9月ぐらいはもう治ったんじゃないかなみたいな時もあったけどな」
長女「うん。あった」
父「歩けなかったり、気持ち悪かったり、食べれんかったり。脳なのか肺なのかわからないけど、だいぶしんどかったと思うよ」
長女「よかった。もう、解放されて」
父「そうやで」
マコトさんは、マユミさんの頬に指を当てました。しばらく、誰も何も言わない時間が過ぎました。
父「じゃあ、切っていいか?」
長女「うん」
次女「うん」

父　「じゃあな」
長女「気をつけて」
次女「気をつけて」
父　「はいはい」
次女「帰ってきて」

マコトさんが端末の回線を切る音が響きました。大きくひとつ、マコトさんはため息をつきました。

マユミさんが私に話をしてくれる中で、具体的な余命宣告について触れることはありませんでしたが、担当医からは時間的なことを告げられていたようです。そして、マユミさんは、その宣告を超えて頑張っていたことを私は知りました。

「これでよかったのかな。よかったんだよな」……端末の回線を切ったあと、マコトさんは、しばらく独り言を続けて自分に言い聞かせたあと、マユミさんにあらためて、「よく頑張った」と言いました。

ライン川のほとりのカフェ

警察の検証が終わり、火葬場の係員が来ました。木製の棺にマユミさんの遺体を納めるその様子を、マコトさんは回線をあらためてつなぎ、メイさんとマコさんに伝えました。

「あれが火葬場に行くんや」とマコトさんが言い、施設から出ていく霊柩車《れいきゅうしゃ》を、残された3人の家族で見送りました。メイさんとマコさんはスマホの中から手を振りました。遺灰は飛行機で関西の家に後日届くことになっていました。

マコトさんは、その日に帰国の途につくことになっていました。チューリッヒ空港を夜7時に発つ便の予定でした。

マコトさんは施設を昼近くに出ました。しばらく時間があります。マコトさんは、「ライン川のほとりのカフェに行こうと思う」と言いました。行きたいと言いながらマユミさんが行けないでいた場所です。

路面電車を乗り継いでいくと、「こないだ妻と来た場所の、本当にすぐそばにあったんですね」と言いました。ランチをし、買い物をした場所から、目と鼻の先にそのカフェはありました。

ライン川の流れに臨むカフェの、屋外のテーブルに座りました。マコトさんは、ぽつりぽつりと、いろいろな話を聞かせてくれました。

施設での家族だけの時間、繰り返し聴いていたのがベートーベンの「悲愴」だったことを私が知ったのは、この時のことでした。マコトさんはスマホを使って、あらためてその曲を聴かせてくれました。

マコトさんは、悲愴ソナタを聴きながら、黙ってしばらくライン川の流れを見つめていました。

30分ほどそのカフェで過ごし、マコトさんは空港に向かいました。空港まで列車で1時間ほどかかります。

列車の中のマコトさんの目には終始、涙がありました。上を向き、下を向き、いろいろなことがマコトさんの頭の中に、浮かんでは消え、浮かんでは消えていることがわかりました。

マコトさんは決して器用なタイプの人ではないと、マユミさんは言っていました。スーパーマーケットでマユミさんが買ったお土産のチョコレートの箱をはじめ、たくさんの荷物を両手に抱えて、慣れない様子で外国人に囲まれているマコトさんの姿が印象的でした。

マコトさんの手には自分のスマホとともに、マユミさんのスマホがありました。マユミさんは、自分が最期を迎えることを前日にツイートしていました。マコトさんは、マユミさんがおそらくは目にしなかったものも含む、そのツイートに対するレスポンスを眺め、また、マユミさんのスマホに保存されている画像を見ていたようです。

空港に着き、私はそこでマコトさんと別れました。

アメリカから羽田経由　お別れの会へ

帰国して3週間ほどが経った12月4日、マコトさんから連絡をいただきました。遺灰が届いたということを教えてくれ、「お別れ会をするのでぜひ来てほしい」と言ってくれました。

お別れ会は、マユミさんが最期を迎えたちょうど1か月後の12月9日に予定されていました。私は、その週にアメリカでの取材を予定していましたが、急遽《きゅうきょ》いくつかの取材をキャンセルし、9日早朝に帰国する便に変更しました。

短い間でしたが、とても濃く付き合うことになった、マユミさんの人生の一区切り。私自身の気持ちの整理としても、そこに参加させてもらうことはとても意味のあることでした。

2023年12月9日の朝、私は羽田空港に着くようにアメリカから戻り、空港内の施設でシャワーを浴びて、そのまま関西へ飛びました。

関西のマユミさんの家に、昼過ぎ頃に着くことができました。1か月ぶりに、マコトさん、メイさん、マコさんと会いました。

私には、気がかりなことがありました。マユミさんの安楽死を、家族は本当に受け入れることができているのだろうか。

しかし、それは無用の心配だったようです。メイさん、マコさん、そしてマコトさんの、屈託のない明るい表情がありました。

スイスから届いた遺灰が置かれた部屋には、ピアノソナタ8番「悲愴」第2楽章が流れていました。お別れ会の会場で流すつもりだ、ということでした。

私は、マコトさん、メイさん、マコさんのあとについて、お別れ会の会場に入りました。30人ほどの参列者が来る、ということでした。メイさんとマコさんの子育ての中でマユミさんが知り合った、いわゆるママ友や会社の同僚、仕事仲間、そして親族の方々が集まりました。

「夏休みの宿題状態です」と言いながらマユミさんがスイスで書いていた手紙は、おそらくこの日集まる人たちへの手紙だったのだろうと思います。

ママ友の代表の方のスピーチから、マユミさんがいかに信頼されていた方だったかが伝わってきました。家族同士の関係をとても大切にしていたそうで、「頼り合える仲間を失ったのはとても悲しい」という話をされていました。

会社の上司の方のスピーチで、同僚の、特に女性のスタッフの主柱となる存在だったことを知りました。マユミさんは亡くなる数日前まで、後任への引き継ぎもあり、働いていました。スピーチした上司の方は号泣していました。

会場には、正面左にマユミさんの遺灰と供花の壇が置かれていました。右側にはプロジェクターが用意され、マユミさんのポートレートが流れていました。

マコトさんの挨拶で一通りの式次第を終え、みな隣の部屋に移動しました。立食の食事が用意されているその部屋にもプロジェクターがあり、昔からの、人生を通してのマユミさんの写真が流れていました。

メイさんとマコさんの友人たちも何人か来ていました。友人たちの中にネガティブな表情はひとつもなく、メイさん、そしてマコさんとマユミさんの思い出を楽しそうに語り合っていました。

私は、自分の母親が安楽死したことを周囲の友人に話すことができる、この状況を非常に重要に感じました。「隠すようなことではない」という堂々とした思いがなければ、こういうかたちの会になってはいなかったはずです。

「なんかあったら言ってな。ちゃんと入学準備もお手伝いするつもりやから。ふたりとも成人式の準備までしててんねん」

マユミさんのママ友はみな口々に、そういう内容の応援の声をふたりにかけていきました。

メイさんもマコさんも素直にその応援を受け取っていました。妙に遠慮するような、あるいは逆に頼ろうとするようなふうもなく、それはひとえにマユミさんが築いてきた公明正大な人間関係の結果なのだろうと思いました。

マユミさんの家族は、いわば暗い方向へ行くことはまったくありませんでした。私はそれを感じて、お別れ会に参加して本当によかったと思いました。

母親を亡くしたことはもちろん悲しく寂しいことですが、いつまでもくよくよしている様子はまったくありません。マユミさんがいた時と変わることなくちゃんと前に進んでいる、そんな頼もしさを感じました。

マユミさんの希望はここにあったと思います。成田空港の保安検査場の前での別れの時にマユミさんは、「世界で活躍する人になってね。頑張って」とメイさんとマコさんに声をかけていました。

娘たちには自分のことを忘れてしまうくらいそれぞれの人生に夢中になってほしい。私がマユミさんの話の端々から度々感じていたのは、そう願う強い母親の姿でした。

未来に向けた書いた手紙

私はその後も何度かマユミさんの家族の取材をしています。長女のメイさんは第一志望の大学の入試に合格しました。次女のマコさんも、第一志望の中学校へと進みました。

夕食の料理づくりは、マコトさんとメイさんの当番制になりました。マユミさんがいなくなった今も、リビングのテーブルの食事のセットは4人分です。マユミさんがいつも座っていた椅子には人形がいます。

マユミさん一家は、オカカとヒジキという名の猫と一緒に暮らしています。メイさんとマコさんは、マユミさんに「オカカとヒジキに乗り移ってね」ということを成田空港での別れの時に言っていました。

「今、オカカに入ってるよ」

「今、ヒジキに入ってるよ」

最期の前日の晩に収録したボイスメッセージのリクエストの中にもこの2つが入っていました。

夕食の時には、オカカとヒジキも一緒です。

「今、ママ、めっちゃ爆食いしてる」

オカカとヒジキの様子を見ながら、そんなことを言い交わすのも家族のいつもの食事風景になりました。マユミさんの存在を日常生活の中で明るく感じる習慣ができたのです。

マユミさんは、メイさんとマコさんに、向こう数年分の手紙を書いてマコトさんに託していました。卒業式の時に渡してほしい手紙や誕生日の時に渡してほしい手紙、それぞれの節目に渡してほしい手紙を書いてマユミさんは残していたのです。

私は、その都度、関西の家に伺って、取材をさせてもらいました。

「頑張れ！　頑張れ！　ユー・キャン・ドゥー・イット！　ママもオカカもヒジキもついてる！」

「緊張してない？　いつも通り頑張れ！　ママもいるから。いくぞ‼」

手紙はそういう、短く、軽く、明るい文面であふれています。

オカカとヒジキにマユミさんが乗り移っているかもしれないと思うことも、節目節目の応援の手紙のことも、お墓参りの習慣もいつまでも変わることはないでしょう。マユミさんの家族はマユミさんの家族らしいかたちで、マユミさんの死を乗り越えつつあるのだ、と私は思いました。

エピローグ　——ふたりのホームヘルパーの2つの視点

励ます努力

２０２３年5月30日、２０１９年11月に起きた京都ＡＬＳ患者嘱託殺人事件で起訴された医師ふたりのうちのひとり、山本直樹被告の初公判がありました。

私はこの公判を傍聴する、ある女性ホームヘルパーに同行しました。女性ホームヘルパーは、京都ＡＬＳ患者嘱託殺人事件で死亡した林優里さんを3年間ほど継続してケアしていた方でした。

林さんはその女性ヘルパーに、安楽死の話をしていました。彼女は、「なんとか頑張ってみようという方向で、励ますことに努力していた」とのことでした。

端から見れば明るく、また元気なのですが、彼女自身もまた難病を抱えている人でした。そういう点で、林さんの気持ちも状況もわかるところがある、と言っていました。実際、林さんとは仲が良く、生きることに希望を持っている様子も林さんは見せてくれていたそうです。

林さんはテニスの錦織圭《にしこりけい》選手の大ファンで、テレビ観戦をするのが好きだったそうです。若くて格好いい男性、という視点からも、一緒に観戦しながらふたりで盛り上がっていたという、ごく一般的な女性の顔もずいぶん見た、といいます。

猫が好きだった林さん。ヘルパーの中に猫を飼っている方がいて、時々連れてきてくれていたそうです。猫が近づいてくると、ALSに罹患している身体は動きませんが、表情には嬉しさが見えたそうです。

女性ヘルパーは、「林さんは決してすべてに絶望しているわけではない」ことを感じていました。

それでもやっぱり

山本被告の初公判が行われる京都地裁へ行くのに、迎えの車が来てくれる、ということになっていたようです。迎えに来たのは男性で、この方もヘルパーとして林さんを担当していました。

初公判では、林優里さんが遺言状を残していることが明らかにされました。遺言状には、担当のヘルパーに対する感謝の言葉がありました。

初公判が終了し、京都地裁から帰途につく車の中で、やはり林さんの死去についての話になりました。

私は非常に興味深く、ふたりの男女のヘルパーの話を聞いていました。ともに林優里さんのケアに携わっていた女性ヘルパーと男性ヘルパーですが、ふたりの間で、林さんの死去に対する意見がまったく違うのです。

「どれだけ辛かったのかもわからないし、まさに生き地獄だったのかもしれないけれども、それでもやっぱり生きていてほしかった」、それが女性ヘルパーの意見でした。

一方、男性ヘルパーの意見は次のようなものでした。

「死去は林優里さんの願いだったのだから、林さんのことを思うのであれば、スイスに連れて行ってあげるのが正解だったのではないか。京都嘱託殺人事件で起訴されている医師が行ったことの是非は別にして、林さん自身は救われたのではないか」

常日頃難病と向き合う職務に就いている中、なおかつ同じ患者に相対してきた人であっても意見がまったく分かれるということを私は知りました。

京都ALS患者嘱託殺人事件で起訴されたもうひとりの医師、大久保愉一被告に対して京都地裁で行われた2024年1月11日の初公判の時にも、私はこのふたりのヘルパーの傍聴に同行しました。

大久保被告は「林さんの願いを叶えるために行ったことです」と供述し、被告席で涙を見せました。それに対して女性ヘルパーは、あの涙はどういう意味だ、と怒りを見せました。一方、男性ヘルパーは極めてドライに、量刑の酌量が狙いだろう、と言っていました。

初公判のあと、私は林優里さんが罹患していた難病ALSの患者支援団体である日本ALS協会が主催した記者会見に出席しました。その席で私は1個の質問をし、記者会見場で問題になりました。

「議論すべきか」という議論の存在

私の質問の内容は次の通りでした。

「林優里さんの事件は日本の法律で認められていないことであり当然法的に許されるべきものではない。それは大前提であるとした上で、事件に対する評価とは別に、安楽死あるいは自殺幇助というものが日本でも認められるべきなのか。あるいは、今後議論されるべきものなのか。それとも、そもそもそういう選択肢自体が絶対にあってはならないものなのか。協会の皆さんの意見をお伺いしたい」

記者会見場の空気が変わるのがわかりました。黙り込むなどといったことではなく、出席されている協会の皆さんそれぞれがぜひ発言をしたい、という雰囲気に変わりました。

記者会見を取り仕切っていた司会の方は、次のように発言しました。

「安楽死を認めるか認めないかという質問を受けること自体、難病に罹患している当事者にとってどれだけ残酷なことであるか、もっと考えて質問をしていただきたい」

ある方は次のように語りました。

「自分自身、安楽死を考えたことはある。あらゆる議論を尽くした上であれば安楽死は認められてもよいと思ったことはある。ただし、あらゆる議論とはいったい何をもってあらゆる議論と言えるのか、その答えは私には見つからない。現状においては、安楽死は認められるべきものではないと考えている」

患者をケアするヘルパーの方には、「どうしてそのような質問をするのか理解できない」と言われました。

記者会見場は明らかに怒りに満ちていました。

私は、客観的な質問をしたつもりでした。安楽死は認められるべきか、議論されるべきか、あるいは絶対にあってはならないものなのか。そうした質問をすることが、これだけ怒りに触れる場合があることを私は知りました。

安楽死というものが少しでも身近になってくると自分の命が脅かされる可能性があるという、そうした恐怖を抱えている方々が確実にいることもまた知りました。つまり、社会的な圧力ないし同調圧力といったものによって、そうした選択を迫られる場合があるのではないか、という恐怖です。そうした状況下では、安楽死という言葉自体が拒否されます。

一般的には、議論すること自体は何の問題もないではないか、と思われがちです。しかし、是非の以前に、そうしたことからまず解いていかなければならない問題が安楽死という問題でもあるということを、私は強く実感させられました。

おわりに

「安楽死制度はあったほうがいいと思いますか？」――このテーマを取材する者として、こういった質問をされる機会が増えました。

2020年から取材を始めて4年が経った今、何も知らなかったあの頃に比べると、この選択、あるいは制度に対する私の理解は確かに深まっています。それでもなお、その問いに対してはっきりと言えるのは、「わからない」ということです。

具体の取材を進めれば進めるほど、その是非の正解は私から遠のいていったように思います。

だからといって、取材させていただいた方々の選択を否定しているわけではありません。少なくとも私の取材に応じてくださった方々は、もがき苦しみながらも生きるための努力を猛烈にしてきた人たちでした。真剣に、「どう生きたいのか」という問いに向き合い続けたからこそ、最期の選択肢にも目を向けたのだと思います。それを誰が否定できるでしょうか。

一方で、その制度を日本で進めようとした時、「あなたは安楽死する資格がある」と、誰が決めるのでしょうか？　そして、その基準はどのように設けられるのでしょうか？

海外における現行の安楽死制度も、国によってその基準は様々です。もっと言えば、医師によって様々です。人の生死を自らの判断で決める、その医師の負担も計り知れません。

さらには、残される家族や周囲の同意は必要なのか？　同調圧力により、安楽死を迫られる人は生まれてしまうのか？　など課題は山積みで、その問いに対する明確な答えを私の中で導き出す自信もないですし、そもそも導き出そうとしていません。

ただ、人生の幕引きは誰にでも訪れる。これだけは揺るがない事実です。この本を執筆している時点で、私は30歳。幸い、大きな病を患ったことはなく、家族も健康。正直、これまで自分の死を意識しながら生きてきたという自覚はありません。

しかし、日本では認められていない〝安楽死〟を希望する方々を取材させていただき、自分ならどうするだろうか？　自分の家族がそうなったら？　と、死を自分ごととして考える機会をたくさんもらいました。それは悪いことではなく、むしろ今こうして日々、大きな病気なく生活できていることに心から感謝するようになりましたし、健康なうちにこれをしたい、あれをしたい、といったことに対しても飛躍的に解像度が上がったように思います。

死に考えを巡らせるということは、それに怯えながら生きる、ということではありません。死について考えるとは、それすなわち「どう生きたいか」を考えるということです。

取材した方々がそうであったように、安楽死という選択肢と対峙することは、死について、また、生について考える究極的な状態だと思います。

そして、自分の死生観をカメラの前で語ること、自らの最期をカメラに曝け出すということは、とてつもない覚悟と勇気がいることです。それを間近で取材させていただいたことは、私にとっては仕事という枠を超えて、人生観をとてつもなく揺るがす経験であったのは間違いありません。

だからこそ、この経験を私ひとりの中で留めておくのはあまりにナンセンスで、できるだけ多くの人にシェアしたいと考えています。

私がそうであったように、皆さんが「どう生きたいか」を考えるきっかけになると、私は信じています。


長期にわたり取材に協力してくださった矢島さん、良子さん、マユミさん、マコトさん、メイさん、マコさん、そしてスイスのフランソワーズさん一家、ベッティさん、シャールさん、ライフサークルの皆さん、エグジットA.D.M.D.の皆さん、杉山医師、林優里さんのヘルパーだったおふたり、限られた大切な時間を使って協力してくださり、あらためて本当にありがとうございました。

皆さんが取材に応じてくださったことで、自分の人生の生き方に真剣に向き合った人は間違いなくたくさんいます。

この本が、安楽死という選択肢だけでなく、生き方、自分の人生の幕引きについて考え、そして話すきっかけとなることを願ってやみません。

山本将寛

2024年9月

山本将寛（やまもと・まさひろ）
1993年生まれ、埼玉県出身。上智大学外国語フランス語学科卒業後、2017年フジテレビジョンに入社。『直撃LIVEグッディ！』『Mr.サンデー』などを担当。『禍のなかのエール～先生たちの緊急事態宣言～』（20年）、『最期を選ぶ ～安楽死のない国で 私たちは～』（23年）、『私のママが決めたこと～命と向き合った家族の記録～』（24年）などのドキュメンタリー番組を制作し、『最期を選ぶ』では、「2024年日本民間放送連盟賞」で優秀賞、「FNSドキュメンタリー大賞」で優秀賞、フランス・パリで開催された日本ドキュメンタリー映像祭「Un petit air du Japon2024」でエクランドール賞（最優秀賞）、国際メディアコンクール「ニューヨーク・フェスティバル2024」でドキュメンタリー・Human Rights（人権）部門の銅賞を受賞。また、『私のママが決めたこと』はTVer「報道・ドキュメンタリー」ジャンルの歴代最高再生数を記録した。

マガジンハウス新書 025

最期を選ぶ
命と向き合う人々、その家族の記録

2024年9月26日　第1刷発行

著　者　山本将寛（フジテレビ）
協　力　株式会社フジテレビジョン
発行者　鉄尾周一
発行所　株式会社マガジンハウス
〒104-8003　東京都中央区銀座3-13-10
書籍編集部　☎03-3545-7030
受注センター　☎049-275-1811

印刷・製本／中央精版印刷株式会社
編集協力／尾崎克之
ブックデザイン／TYPEFACE（CD 渡邊民人、D 谷関笑子）

ISBN978-4-8387-7526-2 C0236